SABINE EILMSTEINER

DIE GROSSE WALD APOTHEKE

BLÄTTER, FLECHTEN UND VITALPILZE: ERSTAUNLICHE HEILMITTEL AUS DER NATUR

KNEIPP
VERLAG WIEN

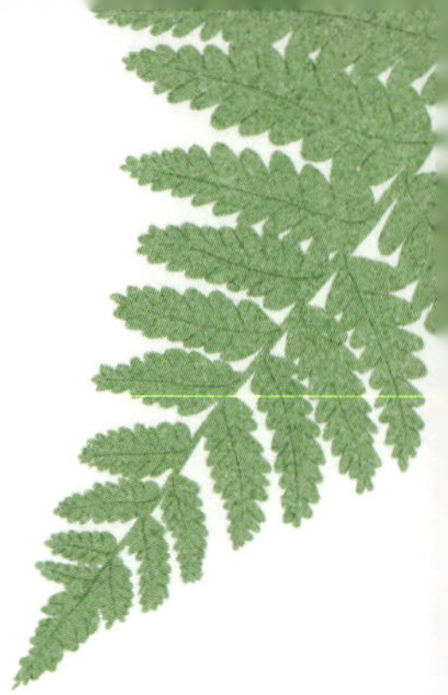

Inhalt

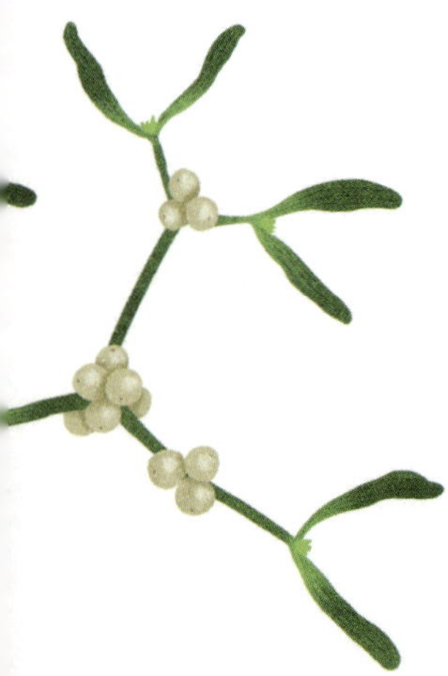

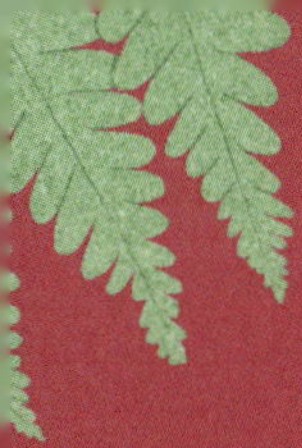

Pflanzen-verzeichnis

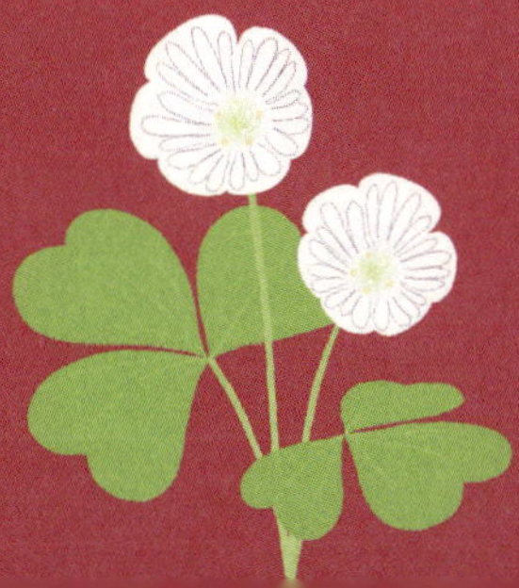

Wissenswertes

Pflanzen(teile), Pilze und Flechten nur dort sammeln, wo Fülle herrscht. Außerdem: Mit Vorsicht und nur so viel sammeln, wie man wirklich für den eigenen Bedarf benötigt.

Sammelgut in luftigen Körben oder Papiertüten transportieren. Kräuter können auch gebündelt an den Rucksack oder die Tasche gehängt werden.

Als beste Tageszeit zum Sammeln gilt mit wenigen Ausnahmen der späte Vormittag. Es darf aber durchaus ein absichtsloses Waldwandern sein, ohne auf Mondphase oder Tageszeit zu achten. Lassen Sie sich überraschen, welche Schätze Ihnen vom Wald geschenkt werden. Wichtig ist jedoch, dass das Sammelgut trocken ist – nach Regentagen sollten es nur Pilze sein, die Sie nach einem Waldbummel nach Hause begleiten.

Um giftige Pflanzen ausschließen zu können, empfiehlt sich ein gutes Bestimmungsbuch, vorzugsweise mit Fotografien und Zeichnungen, oder Sie nehmen einen Experten oder eine Expertin mit. Um sattelfest zu werden, was die Pflanzenbestimmung betrifft, braucht es Zeit und Routine.

Sammeln darf in einem dankbaren, achtsamen Raum stattfinden. Gesammelt wird nach Möglichkeit mit den bloßen Händen oder einem Keramikmesser.

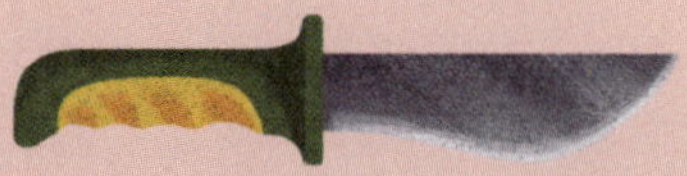

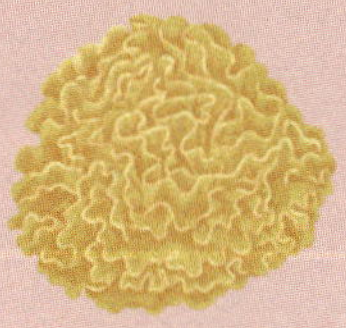

Pilze werden aus dem Boden gedreht oder abgeschnitten. Beide Varianten sind richtig und schaden dem riesigen Organismus unter der Erde nicht. Um das Myzel vor Austrocknung zu bewahren, bedeckt man das Ernteloch wieder mit Moos. Zum Trocknen werden Pilze in Scheiben geschnitten und auf einem Tablett bei ca. 50 °C getrocknet. Das kann man auf dem Kachelofen, im leicht geöffneten Backofen oder im Dörrapparat tun.

Der Trocknungsvorgang ist abgeschlossen, sobald sich die Pilzstücke auseinanderbrechen lassen. Vor der Verwendung werden sie mehrere Stunden in Wasser eingeweicht.

für den Waldstreifzug

Kräuter werden nach dem Ernten vorzugsweise gebündelt und in einem gut belüfteten Raum bei Zimmertemperatur getrocknet bzw. bei selben Bedingungen auf Trocknungsrahmen oder Ähnliches aufgelegt. Eine überdurchschnittlich warme Umgebungstemperatur, wie auf manch sommerlichem Dachboden, soll man beim Trocknen vermeiden, da viele Inhaltsstoffe empfindlich reagieren und sich vor allem ätherische Öle schnell verflüchtigen. Wenn die Blätter beim Zusammendrücken rascheln, ist der Trocknungsvorgang abgeschlossen.

Harze werden ausschließlich im trockenen, festen Zustand von Bäumen geerntet, ohne diese erneut zu verletzen. Die Klümpchen werden kühl und lichtgeschützt in Schraubgläsern aufbewahrt. Für das Sammeln sowohl von Harzen als auch von anderen Teilen des Baumes bedarf es der Zustimmung des Grundeigentümers. Weil es sich in der Regel um sehr kleine Mengen handelt, sind Waldbesitzer nach einer höflichen Anfrage meist damit einverstanden.

Nach Wurzeln wird vorzugsweise ab Ende Oktober bis in den November hinein gegraben. Vor der Weiterverarbeitung werden Wurzeln mit einer kleinen Handbürste gut unter fließendem Wasser gereinigt. Sie können ebenso wie Pilze getrocknet und in Schraubgläsern bevorratet werden.

Falls keine Verbotsschilder das Sammeln in einem Wald untersagen, ist es in Österreich erlaubt, zwei Kilogramm Pilze pro Tag und Person zu ernten. Beeren und Kräuter dürfen für den Eigengebrauch gesammelt werden.

Im guten Einvernehmen mit der Jägerschaft bleibt man trotz Gesetzeslage zwischen Abend- und Morgendämmerung auf markierten Wegen. Ausgenommen sind Jungwald, Holzlagerstätten und eingezäunte Bereiche.

Nur gesunde, vital aussehende Pflanzen sammeln. Auf Verunreinigungen (Tierkot, Erde ...) und unliebsame Schädlinge schon beim Pflücken achten. Auf Pflanzen am Wegesrand, in »Hundepinkelhöhe« oder auf belasteten Plätzen wie in Straßengräben sollte man lieber verzichten.

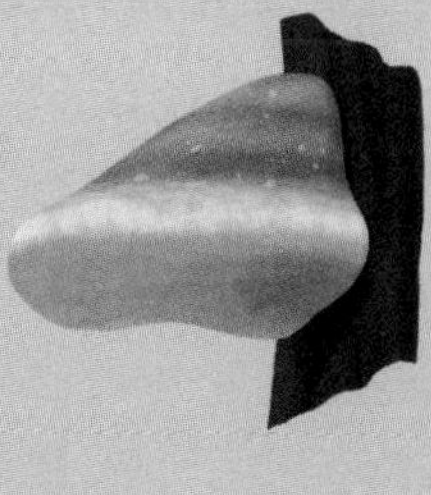

Mein Wald

Ich bin an der Hand von naturbegeisterten Eltern und einer kräuterkundigen Großmutter aufgewachsen. Der Wald war immer ein Teil meiner Heimat und ist mir noch jetzt vertrauter, als jede Stadt es jemals sein kann.

Mit diesem Buch will ich einen Bogen spannen von der (tradierten) Volksmedizin über die anerkannte Phytotherapie und aktuelle Studien bis hin zu einem intuitiven, energetischen Zugang, um aus der Vielzahl von wirkstoffreichen, heilkräftigen Pflanzen, Pilzen und Flechten des Waldes schöpfen zu können. Die Inhaltsstoffe von Pflanzen, Pilzen und Flechten lösen verschiedenste Reaktionen in unserem Körper aus und sind mitunter Vorbild für wirksame Medikamente geworden.

Ich möchte Sie ermuntern, in der Vielzahl der Waldpflanzen ihre ganz persönlichen Favoriten zu finden und mit diesen bewusst zu arbeiten. So gesehen kann jedes Gewächs zum omnipotenten Heilkraut werden. Pflanzen, die uns dienlich sind, wachsen ohnehin oft in unserer unmittelbaren Umgebung - der heimische Wald hat meist all das zu bieten, was wir brauchen, ohne weite Transportwege, Zerstörung und Ausbeutung. Mit den hier vorgestellten Pflanzen ist die Großartigkeit des Waldes aber bei Weitem noch nicht erschöpft - lediglich die Anzahl der Buchseiten. Bei der Beschreibung habe ich bewusst eine einfache, auch für Laien verständliche Sprache gewählt, mögen mir die Botaniker verzeihen. Dieses Buch soll nur der Praxis dienen und will kein Bestimmungsbuch ersetzen. Sie finden auf diesen Seiten in weiterer Folge auch viele Rezepturen mit überwiegend einfachen und regionalen Zutaten. Dabei beachten Sie bitte: Der Gedanke, etwas falsch zu machen, muss aus unseren Köpfen! Abgesehen von der klaren Unterscheidung zwischen essbaren und giftigen Pflanzen ist es in den meisten Fällen nebensächlich, ob eine Tinktur drei oder sechs Wochen am Küchentisch steht, ob ich dabei auf Wodka oder Kornschnaps setze, ob ich Kräuter außerhalb des angegebenen Sammelzeitraums ernte oder wie ich im Detail meinen Tee zubereite. Seien Sie kreativ und mutig, denn der größte Schatz liegt nicht in einer »korrekten« Vorgehensweise, sondern in der Achtsamkeit gegenüber der Natur und einem freudvollen Tun. In diesem Sinne: Hinein in den Wald mit offenen Sinnen, mit Sammelkorb und einem neugierigen Herzen. Gesundheit darf Genuss sein!

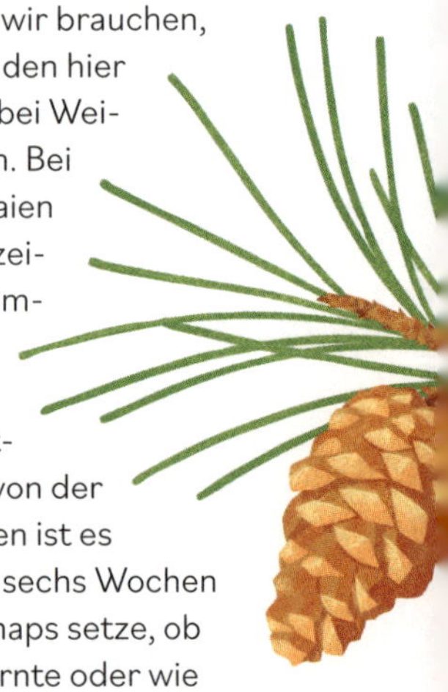

VIEL SPASS IM WALD!

Sabine Eilmsteiner

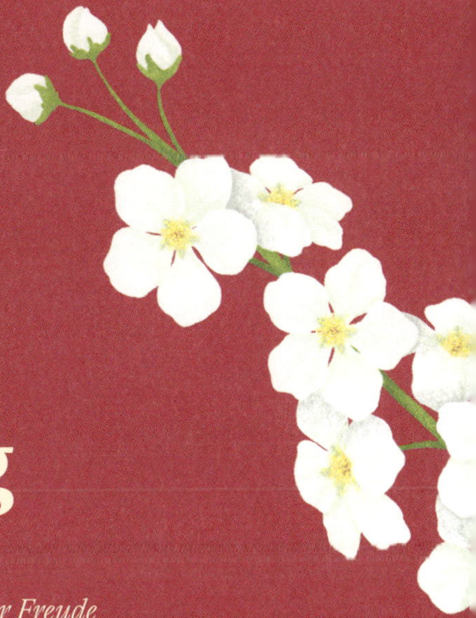

Heilpflanzen im

Frühling

Die Luft wie kostbaren Wein trinken, voller Freude über die schneefreien Wege tanzen und den Frühling im Duft der regennassen Erde begrüßen: Von der Sonne geküsst, erwacht der Wald und überrascht uns täglich mit neuen Wundern. Hungrig nach dem Frühling nehmen wir uns Zeit, die ersten Boten der Natur zu begrüßen – ihre Anzahl ist noch überschaubar. Was im März noch zaghaft begonnen hat, steigert sich mit jedem neuen Sonnentag. Ein Fest der Natur, eine Einladung voller Düfte und Farben. Die grüne Kraft ist entfesselt, das Leben pulsiert.

Es ist die Zeit des Neubeginns, die Zeit der Verliebten, über der ein immer wiederkehrender Zauber liegt.

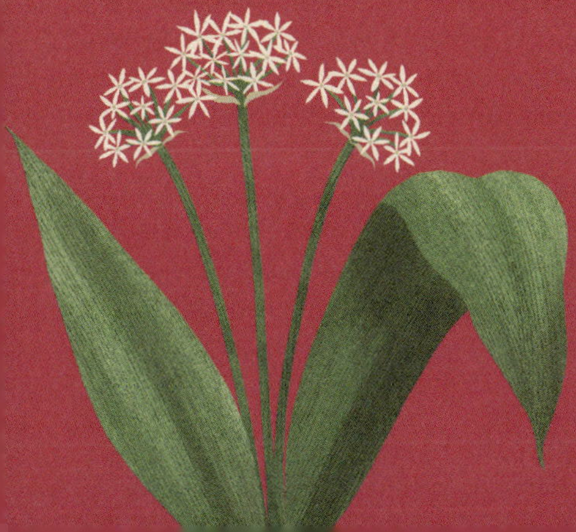

Salix caprea

Salweide

Wirkung	Qualität	Sammelzeit
Fiebersenkend, schmerzstillend, entzündungshemmend	Kühl, ruhig, verträumt	März bis April

Die Salweide, die unter dem Namen Palmkätzchen oder Kätzchenweide vielen ein Begriff ist, zählt in Österreich zu den am häufigsten vorkommenden Weidenarten. Am heilkräftigsten gilt zwar die Korbweide, doch sind die Inhaltsstoffe aller Weiden recht ähnlich.

Die altdeutsche Bezeichnung »Sale« für die Weide kommt aus dem Germanischen, wo »salo« grau und dunkel bedeutet. Auch der lateinische Gattungsname »Salix« hat dieselbe Wurzel. Mit einer relativ geringen Lebenserwartung von etwa 60 Jahren, ihrem niedrigen Wuchs und ihrem Hang zu unwegsamem Gelände ist die Salweide im Sommer ein unscheinbares Bäumchen, das leicht übersehen werden kann.

Die meist strauchartig bleibende Salweide wächst als Pionierpflanze auf Brachflächen und Schutthalden, ist aber häufig auch an feuchten Wald- und Wegrändern anzutreffen. Im Frühling kann man sie gut anhand ihrer weichen, silbrigen Blütenstände - den sogenannten Palmkätzchen - erkennen, die das Merkmal für einen männlichen Baum sind. Die weiblichen Exemplare des zweihäusig getrenntgeschlechtlichen Gehölzes haben deutlich kleinere Kätzchen, die sich zu grünen Blüten entwickeln und in späterer Folge auch nicht abfallen, sondern wollige Samenstände ausbilden. Die derben, formenreichen Blätter erscheinen erst später im Jahresverlauf. Die Rinde ist im jugendlichen Alter noch grau und glatt, die ältere Pflanze trägt eine bräunliche, borkige und rautenförmig gefurchte Rinde.

VERWENDUNG

Gesammelt wird die leicht abziehbare Rinde von zwei- bis dreijährigen Ästen. Das enthaltene Glykosid Salicin, das im Körper zu Salicylsäure umgebaut wird, kann in Alkohol (als Tinktur) oder auch in Wasser (als Tee) herausgelöst werden. Es hilft bei Kopfschmerzen, aber auch bei Erkältungen, rheumatischen Beschwerden und Arthritis. Zur Teebevorratung kann die Weidenrinde auch getrocknet werden. Zubereitungen aus der Weide sollten in der Schwangerschaft und bei Magenproblemen aber vermieden werden. Das bekannte Medikament Aspirin mit dem Wirkstoff Acetylsalicylsäure wird seit 1898 synthetisch hergestellt. Trotz identischer Wirkweise unterscheiden sich Medikament und Natur in einem Punkt: Weidenrindenzubereitungen wirken neutral bis leicht blutstillend, Aspirin jedoch blutverdünnend.

SAMMELTIPP

Das Sammeln von blühenden Weidenästen ist nur in Handstraußgröße erlaubt, da die Palmkätzchen die erste Energiequelle für Bienen und andere bestäubende Insekten darstellen. Aus Rücksicht auf den Baum sollte man zur

Weidenrindenernte nur einen etwa daumendicken Ast sauber abzwicken und zu Hause entrinden. Beim Abbrechen von Ästen ist die Wahrscheinlichkeit, die Weide zu verletzen, sehr groß – die Rinde reißt oft bis zum Stamm ein und hinterlässt so eine große Wunde.

TIPP · TIPP · TIPP ·

Im Freundeskreis wird die Weidenrindentinktur auch gerne bei Katerstimmung eingesetzt. Sie hat bei mir den passenden Namen »Im-Fluss-Tropfen« bekommen. Ich kombiniere den Ansatz im Sommer auch gerne mit den Blüten des sehr ähnlich wirkenden Mädesüß (Filipendula ulmaria) und anderen heilkräftigen Kräutern, die in Wassernähe gedeihen. Pflanzen, die in der Natur an denselben Orten wachsen, sind oft auch bei Zubereitungen gute Partner.

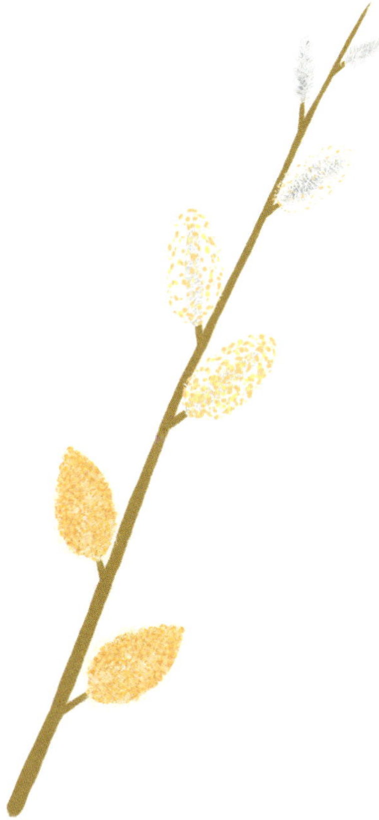

Tee

1 TL klein geschnittene Weidenrinde
250 ml Wasser

Die Weidenrinde mit kaltem Wasser übergießen, aufkochen und 5 Minuten ziehen lassen. Abseihen. Es sollen am Tag maximal 2 Tassen getrunken werden.

Weidenrindentinktur

Hilft bei Kopfschmerzen, beginnenden grippalen Infekten und anderen Schmerzzuständen.

Für 1 Glas
1 kleine Handvoll Weidenrinde
125 ml hochprozentiger Alkohol (z.B. Korn, mind. 38 % Vol.)

Ein kleines Schraubglas mit der sauberen Weidenrinde füllen und mit dem Alkohol bis zum Rand aufgießen. Gut verschließen. 6 Wochen an einem halbschattigen Ort bei Zimmertemperatur stehen lassen und gelegentlich schütteln. Abseihen (durch einen Kaffeefilter), in Pipettenfläschchen (Braun- oder Violettglas) füllen und etikettieren.

Die Tinktur ist in der Regel mehrere Jahre haltbar. Es haben sich 3 x 15 Tropfen am Tag (in ein Glas Wasser oder direkt auf die Zunge) bewährt.

Betula pendula

Birkenwasser

Wirkung	Qualität	Sammelzeit
Harntreibend, antirheumatisch, stoffwechselanregend	Reinigend, lebendig	März bis April

VERWENDUNG

Birkenwasser soll vor allem stoffwechselanregend sein und kann dadurch mitunter auch das Hautbild verbessern. Bei Gicht und rheumatischen Beschwerden wirkt es unterstützend. Die Verwendung als kräftigendes Haarwaschwasser spielt in der Volksmedizin eine Rolle, ist aber wissenschaftlich nicht belegt. Das Birkenwasser schmeckt dem Namen entsprechend wie Wasser, mit einer leichten Süße und einem dezenten Geschmack, der an Kokosmilch erinnert.

Steckbrief der Birke auf Seite 34

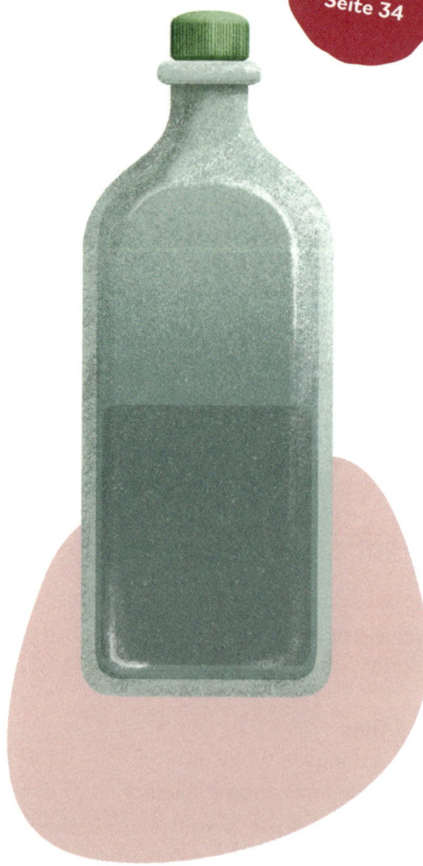

SAMMELTIPP

Je nach Witterung beginnen die Bäume ab Januar in Saft zu gehen. Sobald die Knospen zu schwellen beginnen, aber noch kein Birkengrün zu sehen ist, also in der Regel von März bis April, können größere Mengen Birkenwasser gezapft werden. Mit einem Stethoskop kann man ab dem vollen Einsetzen des Saftflusses sogar das Rauschen im Stamm hören. Zwickt man dann einen Ast ab, tropft der Saft sichtbar heraus.

In Empathie mit dem Baum verzichte ich auf das Anbohren des Stammes und habe eine deutlich sanftere Art, Birkenwasser zu gewinnen. Es gibt grundsätzlich keinen falschen Zeitpunkt für das Sammeln, lediglich die Flüssigkeitsmenge steigt mit fortschreitendem Frühling. Ich wähle möglichst einen Zeitpunkt bei zunehmendem Mond.

Birkenwasser

1 Flasche
1 Schnur
1 Klebeband
1 Gartenschere

Ein fingerdicker Birkenast wird mit einer Gartenschere abgeschnitten. Das am Stamm verbleibende Stück schiebe ich in eine Glasflasche, die am Baum befestigt und so verschlossen wird, dass keine Insekten Zugang zum Flascheninneren haben. Der abgeschnittene Ast kann zu Hause in eine Vase mit Wasser gestellt werden oder den Osterstrauß mit seinen zügig grünenden Zweigen verschönern.

Die Flasche muss öfter kontrolliert werden, da mitunter größere Mengen Flüssigkeit von bis zu 4 Litern am Tag abgegeben werden können. Birkenwasser kann mehrere Tage im Kühlschrank aufbewahrt werden. Für eine Frühlingskur werden 125–250 ml Birkenwasser zweimal am Tag zur Einnahme empfohlen.

Bäume sind Wunder. Bereits ohne Grün an den Ästen pumpt der Baum große Mengen Wasser in seine Kronen. Warum er das in einem so frühen Stadium des Wachstums tut, ist noch nicht zufriedenstellend erklärt. Im ausklingenden Winter käme hauptsächlich der Kapillareffekt infrage, doch der ist nur für Distanzen im Zentimeterbereich geeignet. Die eigentliche Erklärung, dass der Baum über seine Blätter Wasser verdunstet und der entstehende Unterdruck Wasser nachzieht, scheint bei noch kahlen Bäumen unwahrscheinlich. Eine gewisse Transpiration findet natürlich auch über die Knospen statt, doch ob diese für einen so starken Sog ausreicht, ist fraglich. Ein hochkomplexes Zusammenspiel also, dessen genaue Physiologie noch nicht restlos geklärt und Gegenstand aktueller Forschungen ist.

Petasites albus

Weiße Pestwurz

Wirkung	Qualität	Sammelzeit
Krampflösend, entzündungshemmend, antiallergisch	Aufrichtig, offen, kräftig	Februar bis März

Der deutsche Name der Pestwurz bezieht sich auf die Verwendung der Pflanze bei Pestepidemien, und ihre englische Bezeichnung »Butterbur« erinnert an Zeiten, als Butter an heißen Tagen noch in Pestwurzblätter zum Kühlen eingeschlagen wurde.

Die weiße Pestwurz bevorzugt schattige Plätze entlang von Rinnsalen oder in feuchten Straßengräben. Bereits im Februar beginnt sich ein dicker, blattloser Spross aus der Erde zu erheben, bevor sich im März die ersten weißen Blüten zeigen. Die weißen, kugeligen Blütenstände bestehen aus zu Blütenkörben zusammengefassten Röhrenblüten und riechen für unsere Nasen nicht unbedingt angenehm.
Die späteren Blätter ähneln stark jenen des Huflattichs. Die Blätter der Pestwurz werden jedoch deutlich größer, sind auf der Unterseite nicht wie beim Huflattich weich ledrig, und die Blattzähne sind bei der Pestwurz auch nicht dunkel verfärbt. Schneidet man den Stiel quer durch, sind beim Huflattich die Leitbündel U- förmig angeordnet, bei der Pestwurz nicht.

VERWENDUNG

Die dicken Rhizome der Pestwurz lassen sich meist sehr leicht aus dem Untergrund lösen. Mitsamt der Blüte ähnelt sie mit etwas Fantasie einer Nervenzelle. Als wichtigste Inhaltsstoffe gelten die Sesquiterpene Petasin und Isopetasin. Alle Pestwurzarten enthalten in allen Teilen aber auch giftige Alkaloide. Züchtungen ohne das leberschädigende Pyrrolizidinalkaloid (PA) können jedoch ohne Nebenwirkungen ihre entkrampfende Wirkung entfalten, auch auf Atemwege, Verdauungstrakt und Gebärmutter. Eine positive Wirkung bei Allergien, insbesondere Heuschnupfen ist ebenso bekannt. Die weiße Pestwurz blüht zeitig und treibt eindrucksvolle Blüten.

TIPP · TIPP · TIPP ·

Die Pestwurztinktur kann auch aus gezüchteten PA-freien Pflanzen zubereitet werden – eine gute Alternative, wenn die Leber durch regelmäßige Einnahme von Schmerzmitteln bereits stark belastet ist oder man Bedenken bezüglich der enthaltenen Alkaloide hat. Um das Bild der strahlenden Nervenzelle zu bewahren, verzichte ich auf das Zerkleinern der Pflanze. Nach dem Abseihen wird die Pestwurz in achtsamer Haltung in den Kreislauf zurückgeführt – sie wird verbrannt und landet somit nicht im Bio-Eimer zwischen Küchenabfällen.

Vor allem Hummelköniginnen nutzen das frühe Angebot der blühenden Pestwurz. Anders als Bienen, die in der Regel erst ab 10 °C Lufttemperatur zu fliegen beginnen, brummen die Hummeln schon bei 2 °C durch die Frühlingsluft.

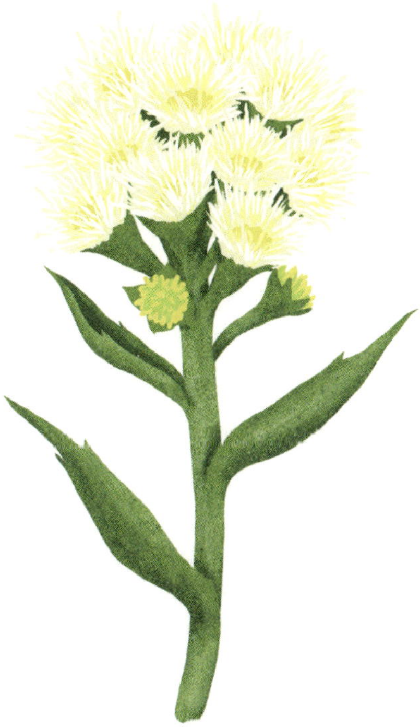

Pestwurztinktur

Hilft, wenn Migräne im Anzug ist.

1 kleine Pestwurzpflanze mitsamt der Wurzel
200 ml hochprozentiger Alkohol (mind. 38 % Vol., z.B. Korn)
1 Gartenschere

Für die Tinktur eine kleine, frisch aufgeblühte Pestwurzpflanze mitsamt Rhizom unter fließendem Wasser gründlich reinigen. In ein Schraubglas legen und mit Korn bis zum oberen Rand auffüllen, fest verschließen. Diese Tinktur für 6 Wochen im Halbschatten stehen lassen, gelegentlich aufschütteln.

Tinktur durch einen Kaffeefilter seihen und in Pipettenfläschchen (Braun- oder Violettglas) füllen. Dunkel und kühl aufbewahren. Bei Verspannungen helfen oftmals schon 3 Tropfen, um eine Wirkung herbeizuführen.

In der Schwangerschaft, für Kinder und bei bestehenden Leberschäden darf die Tinktur nicht verwendet werden. Auch sollte sie weder regelmäßig noch in höherer Dosierung Anwendung finden.

Am Abend kurz vor dem Einschlafen eingenommen, kann sie mitunter eine ungewollt aufputschende Wirkung zeigen und eignet sich deshalb eher für die Anwendung am Morgen.

Strobilurus esculentus

Fichtenzapfenrübling

Wirkung	Qualität	Sammelzeit
Antibakteriell, harntreibend, fungizid	Freundlich, munter, teamfähig	Februar bis März

Speisepilze im März zu sammeln, mag ungewöhnlich klingen, ist aber möglich. Fichtenzapfenrüblinge - klein, aber stets in größerer Anzahl zu finden - laden ein, die Frühlingsküche zu bereichern. Das kleine Pilzchen kann vor allem im ausklingenden Winter nach der Schneeschmelze bzw. feuchter Witterung massenhaft in Fichten(misch)wäldern vorkommen. Als Substrat dient ein Fichtenzapfen - dieser kann am Waldboden liegen, aber manchmal auch schon tief eingesunken sein.

Da der Pilz sein Revier gut behauptet, teilt er sich seinen Zapfen in der Regel mit keinem anderen Pilz. Typisch ist sein brauner, glatter Hut von 2-4 Zentimeter Durchmesser, der im Alter flacher wird. Bei vermehrter Sonneneinstrahlung kann die Hutfarbe ein relativ dunkles Braun annehmen, bei schattigem Standort fällt sie deutlich heller aus. Markant sind der zur Basis hin zunehmend braungelbe, elastische Stiel, weiße Lamellen und ein angenehmer Pilzduft. Zum Glück gibt es zu dieser Jahreszeit keine giftigen Doppelgänger, die auf Fichtenzapfen wachsen. Den ungenießbaren Fichtenzapfenhelmling (Mycena strobilicola) möchte man dennoch nicht im Sammelkorb haben. Auch wenn er ebenso auf Fichtenzapfen wächst und sich auch schon mal in die Nachbarschaft des Fichtenzapfenrüblings verirrt, ist er mit genauer Beobachtung leicht zu unterscheiden: Sein Hut ist grau und bleibt auch im Alter glockig, der Stiel ist ebenfalls grau und spröde. Der Geruch ist das deutlichste Zeichen - er riecht stechend nach Chlor/Schwimmbad. Auch der Bittere Kiefernzapfenrübling (Strobilurus tenacellus) sollte ausgeschlossen werden - er wächst aber nicht auf länglichen Fichten-, sondern, wie der Name schon sagt, auf den kleinen, kugeligen Kiefernzapfen. In seltenen Fällen kann es auch eine Überschneidung mit dem essbaren, aber leicht muffig schmeckenden Mäuseschwanzrübling (Baeospora myosura) geben. Dieser wächst aber in der Regel im Herbst.

Am besten baut man den kleinen Pilz während seiner Saison von Februar bis April immer mal wieder in den Speiseplan ein. Ob Suppe, Omelett, Zutat für Strudel und Co: Er sollte stets ausreichend gegart werden. Wird er rustikal einfach nur in Butter gebraten, kann man sich von seinem feinen Pilzaroma am besten überzeugen - Genuss braucht keinen großen Aufwand. Seine Wirkung auf den Körper wird als leicht harntreibend und antibiotisch beschrieben. Als pilzhemmendes Pflanzenschutzmittel ist der synthetisch hergestellte Wirkstoff »Strobilurin« (der auch in Zapfenrüblingen vorkommt) seit den 1990er Jahren gebräuchlich.

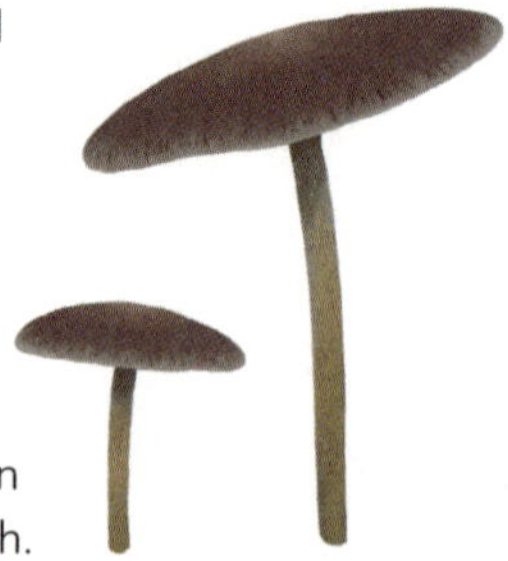

Allium ursinum

Bärlauch

Wirkung	Qualität	Sammelzeit
Stoffwechselanregend, antibiotisch, harntreibend	Kraftvoll, beständig, lebendig	Februar bis April

Keine Waldpflanze genießt heute einen höheren Bekanntheitsgrad als der Bärlauch, der es mittlerweile bis in die Supermärkte geschafft hat. Kein Wunder: Die starke Pflanze hat eine intensive stoffwechselanregende Wirkung und kann sogar Schwermetalle wie Cadmium, Quecksilber, Aluminium, Blei und Nickel im Körper lösen, wirkt also entgiftend. Zur Frühjahrskur sollte man den Bärlauch mit weiteren ausleitenden Kräutern kombinieren, beispielsweise mit Brennnessel, Löwenzahn oder Gundelrebe. Dabei ist es besonders wichtig, auf eine ausreichende Flüssigkeitszufuhr zu achten, um das Potenzial des Waldknoblauchs auch voll ausschöpfen zu können.

Bärlauch wächst vor allem in Auwäldern und kann dort große Areale bedecken. Es sind immer zuerst die saftig grünen Blätter, die sich bei warmer Witterung aus dem Boden schieben. Die weißen, kugeligen Blüten, die eine Verwandtschaft mit dem Knoblauch offensichtlich machen, erscheinen meist erst ab April. So beliebt der Bärlauch auch ist, gibt es leider jedes Jahr Vergiftungsfälle aufgrund einer Verwechslung mit Maiglöckchen, geflecktem Aronstab oder Herbstzeitlose. Wichtiges Unterscheidungsmerkmal ist der deutliche Duft nach Knoblauch, der aber bei der Ernte schnell einmal stark riechend an den Fingerspitzen hängt und dann nicht mehr differenzierbar ist. Hilfreich bei der Unterscheidung: Jedes Bärlauchblatt kommt einzeln aus dem Boden und ist nicht mit weiteren Blättern in einer Blattscheide zusammengefasst, was die Pflanze deutlich von ihren giftigen Doppelgängern unterscheidet. Die Blattunterseite ist beim Bärlauch immer matt und nie glänzend. Das Ernten in der Natur sollte immer mit Achtsamkeit geschehen und jedes Blatt auf die genannten Kriterien überprüft werden.

TIPP · TIPP · TIPP ·

Dank seiner vielen gesunden Inhaltsstoffe zeigt Bärlauch bei zahlreichen Beschwerden eine positive Wirkung, so zum Beispiel bei diversen Herz-Kreislauf-Problemen oder auch für die Verdauung.

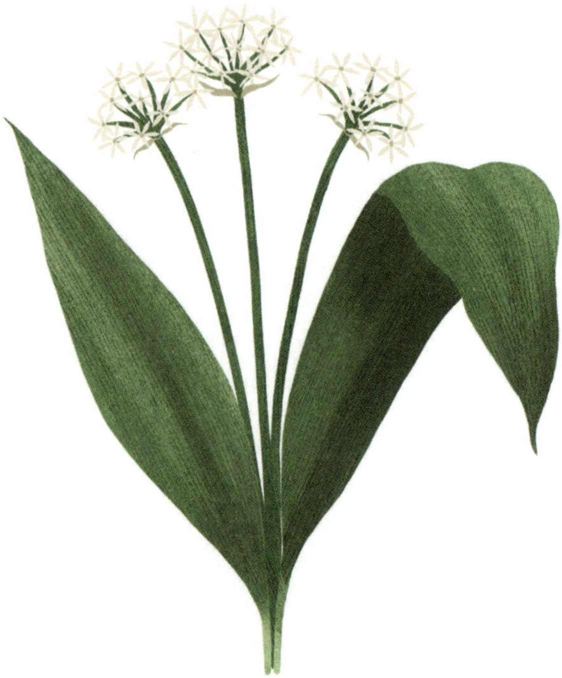

VERWENDUNG

Je nach Region und Witterung beginnt die Sammelsaison der Blätter oft schon im März. Man sollte sich jedoch so lange gedulden, bis man die Blätter einwandfrei von giftigen Kräutern unterscheiden kann. Zur Bevorratung kann man sie zu Pesto verarbeiten oder auch für Kräutersalz trocknen, hier jedoch mit einem gewissen Aroma- und Wirkstoffverlust. Einfrieren ist nur bedingt empfehlenswert. Ein Gesundheitswert wird den Blättern vor allem bei Erkrankungen des Herz-Kreislauf-Systems zugeschrieben. Bärlauch wirkt insbesondere bei Arteriosklerose vorbeugend. Verantwortlich dafür ist das enthaltene Allicin neben anderen wertvollen Inhaltsstoffen wie ätherischen Ölen, Vitamin C und Mineralstoffen. Aber auch bei Verdauungsproblemen (Obstipation) kann Bärlauch mit seinen schwefelhaltigen ätherischen Ölen hilfreich sein.

SAMMELTIPP

Ich ernte Bärlauch vorzugsweise mit der Hand und pflücke die Blätter vorsichtig ab, ohne die Zwiebel aus dem Boden zu ziehen. Kann man den Bärlauch zu Hause nicht am selben Tag verarbeiten, stellt man die Blätter in ein Glas Wasser – so halten sie einige Tage und können die Frühlingsküche täglich bereichern. Ob als Aufstrich, leicht gesalzen auf ein Butterbrot oder als schmackhafte Zutat für Suppen, es gibt viele Möglichkeiten, das erfrischende Knoblaucharoma zu nutzen.

Falls der nächste Auwald weit entfernt sein sollte, ist es durchaus möglich, die Pflanze im eigenen Garten anzusiedeln. Bei guten Standortbedingungen entwickelt sich innerhalb weniger Jahre aus zwei bis drei Bärlauchzwiebeln ein ganzer Horst. Feuchte, nährstoffreiche

Plätze im Halbschatten sind für den Bärlauch am besten geeignet. Ich habe einige Exemplare ans Bachufer eines kleinen Erlenwäldchens gepflanzt und freue mich jedes Jahr auf die Ernte vor der Haustür. Bärlauch ist aber auch ein guter Begleiter für Himbeersträucher und passt darüber hinaus mit seinen kugeligen Blüten in jeden Ziergarten.

Bärlauchpesto

Eisen- und vitaminreiche Kräuter sorgen für einen gesunden Start in den Frühling.

Für 4 Portionen
1 Bund Bärlauch
1 Handvoll Kräuter (Brennnessel, Giersch, Gundelrebe …)
4 EL Sonnenblumenkerne
4 EL Parmesan, gerieben
Salz
ca. 150 ml hochwertiges Olivenöl

Bärlauch und weitere Kräuter waschen und klein schneiden, gemeinsam mit den Sonnenblumenkernen, dem Parmesan, Salz und einem Teil des Olivenöls in einen Standmixer geben. Nach und nach Olivenöl zugeben, bis eine sämige Masse entsteht.

Das Pesto hält mindestens 2 Wochen im Kühlschrank.

TIPP · TIPP · TIPP ·

Wenn Sie eine größere Menge Bärlauchpesto bevorraten wollen, verzichten Sie auf Kerne/Nüsse und Käse. Füllen Sie das Pesto, das dann nur aus Kräutern, Salz und Öl besteht, in ausgekochte, abgekühlte Gläser und bedecken Sie die Masse mit einer abschließenden Schicht Olivenöl, bevor Sie die Gläser gut verschließen und kühl und lichtgeschützt lagern. So hält sich das Bärlauchpesto bis zu einem Jahr.

Varianten: Statt der Sonnenblumenkerne schmecken auch Walnüsse oder Kürbiskerne. Statt Olivenöl passt nach Belieben auch jedes andere Öl.

Pulmonaria officinalis

Lungenkraut

Wirkung	Qualität	Sammelzeit
Schleimlösend, zusammenziehend, harntreibend	Freundlich, findig, sanftmütig	März bis April

Der Name rührt von den eigentümlich weiß gefleckten Blättern, die an Lungengewebe erinnern und in der Volksmedizin bei Lungenerkrankungen schon sehr lang erfolgreich verwendet werden. Für den farbenfrohen Frühlingsblüher gibt es regional viele verschiedene Namen. In Oberösterreich ist für das Lungenkraut vor allem die Bezeichnung »Hänsel und Gretel« geläufig.

Das Lungenkraut, ein Raublattgewächs, gedeiht in Laub- und Mischwäldern und ist häufig auch entlang von Hecken und Waldrändern zu finden. Im März beginnt es zu blühen – rosarote und blauviolette glockenförmige Blüten erheben sich über den typisch weißgefleckten, rauen, lanzettlichen Blättern.

VERWENDUNG

Lungenkraut ist besonders reich an Kieselsäure, Schleimstoffen und Saponinen und hilft vor allem bei hartnäckigen Lungenerkrankungen – Husten, Heiserkeit und Entzündungen der Bronchien.

Die ganze Pflanze wird an sonnigen Tagen gesammelt, aber nur dort, wo viele Exemplare für die hungrige Insektenwelt bereitstehen. Das Lungenkraut wird gebündelt und kopfüber an einem gut durchlüfteten Ort bei Zimmertemperatur getrocknet. Junge Blätter und Blüten können auch die Küche bereichern und mit ihren gesunden Inhaltsstoffen unseren Organismus unterstützen.

Husten ist nicht gleich Husten, und bei der Vielzahl an möglichen heilsamen Kräutern darf man ruhig dem eigenen Gefühl folgen. Sowohl in der Traditionellen Europäischen als auch in der Chinesischen Medizin gibt es dazu bücherfüllende Anregungen. Pflanzen helfen, Mangelzustände auszugleichen, und jede Pflanze ist so individuell wie wir Menschen.

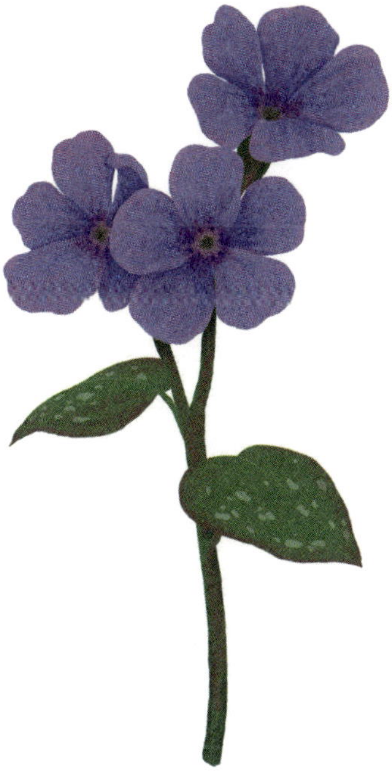

TIPP · TIPP · TIPP ·

Die beiden unterschiedlichen Blütenfarben des Lungenkrauts dienen Insekten zur Orientierung: Die rosaroten Blüten sind jung, nektarreich, in der Regel noch nicht bestäubt und werden somit gern angeflogen. Nach drei bis vier Tagen färbt die befruchtete Blüte in Blauviolett um – ein Zeichen für die Insektenwelt, dass es hier nichts mehr zu holen gibt.

Neben (Wild-)Bienen und Zitronenfaltern entdeckt man häufig eine winzige, pelzige Fliegenart, den Großen Wollschweber, an den Blüten, der mit seinem schnellen Flügelschlag an Kolibris erinnert – ein kleines Naturwunder für sich.

Tee

2 TL Lungenkraut
250 ml Wasser

Lungenkraut mit kochendem Wasser übergießen und 10 Minuten ziehen lassen, abseihen.
Es können bis zu 3 Tassen am Tag getrunken werden.

Hustenmilch

Eine Wohltat bei trockenem, schlafraubendem Husten.

1 EL Lungenkrautpulver (aus dem blühenden Kraut)
250 ml Milch
½ EL Honig

Das Pulver in lauwarme Milch einrühren, mit Honig süßen und schluckweise genießen.

Waldluftbaden

Klangbad

Naturgeräusche wirken auf den Menschen nachweislich stressabbauend und haben damit eine wichtige Funktion in unserem oftmals hektischen Alltag. Der Gesang der Vögel wird als angenehm erlebt, vor allem dann, wenn es eine Frühlingssymphonie vieler verschiedener Arten ist. Der März-Wald ist ein wahres Konzerthaus. Vor allem nach Regentagen gibt es ein Trillern und Singen in allen Etagen. Eine solch ausgewogene, lebensfrohe Mischung wirkt in der Regel auch auf uns beschwingend und stimmungsaufhellend.

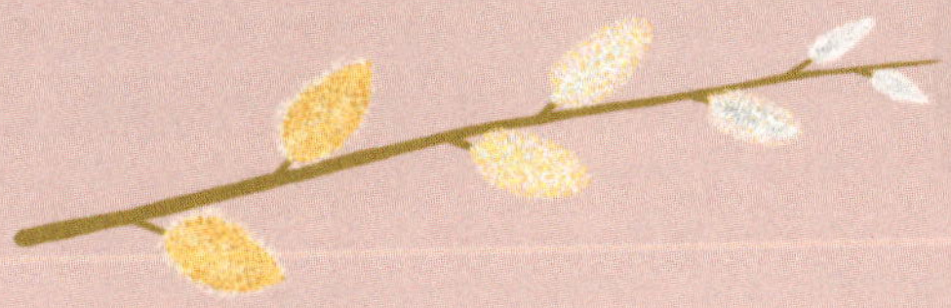

Eine gute Übung für einen sonnigen Tag: Suchen Sie einen gemütlichen Platz im Wald auf. Dabei darf ein umgestürzter Baum oder ein trockener Stumpf als bequemer Sitz dienen. Mit geschlossenen Augen fühlen Sie sich für 30 Minuten eingeladen, die Geräusche des Waldes einmal ganz bewusst wahrzunehmen. Vermutlich werden Sie zunächst versuchen, die verschiedenen Geräuschquellen auseinanderzuhalten. Doch mit der Zeit werden Sie die entspannende Wirkung des musikalischen Zusammenspiels genießen.

Fagus sylvatica

Buchenkeimlinge

Wirkung	Qualität	Sammelzeit
Immunstärkend, stoffwechselanregend	Neugierig, optimistisch	April bis Mai

VERWENDUNG

Von April bis Mai findet man unter Buchen oft eine große Anzahl von Keimlingen. Die festfleischigen, hellgrünen Jungbäumchen unterscheiden sich wesentlich von ihrer Erwachsenenform: Die paarigen, fächerförmigen Keimblätter lassen eher an Ginkgo denken. Die jungen Blätter wie auch die Keimlinge gelten in der Literatur auch in rohem Zustand als bedenkenlos verzehrbar. Aufgrund der enthaltenen Oxalsäure, die vor allem in den jungen Buchenblättern für ein deutliches Sauerampferaroma verantwortlich ist, sollten aber immer nur kleine Mengen konsumiert werden. Die vitamin- und mineralstoffreichen Keimlinge schmecken überraschend mild und nussig, zumindest solange sie nur aus den saftigen Keimblättern bestehen. Sie können als gesundes Horsd'œuvre im Wald genascht werden oder als wertvolle Vitamin-B- und Proteinquelle auch die Rohkostküche bereichern. Keimlinge an sich sind immer besser verträglich als Samen und weisen eine deutlich höhere Nährstoffdichte auf als die ausgewachsenen Pflanzen. So gesehen sind sie kleine immunstärkende Kraftpakete, die man insbesondere im Frühling nutzen kann.

TIPP · TIPP · TIPP ·

Gewaschen und grob zerkleinert sind Buchenkeimlinge auch eine tolle Ergänzung für einen Kartoffelsalat.

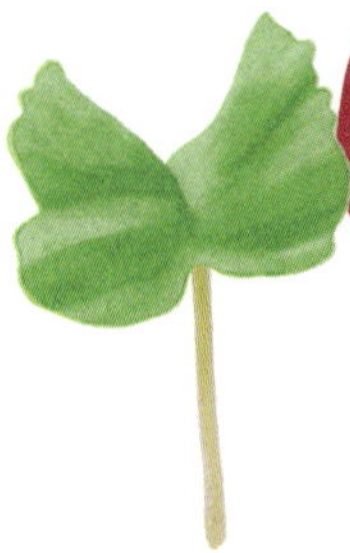

Steckbrief der Buche auf Seite 146

Eingelegte Buchenkeimlinge als Sojasprossenersatz

Ein gesunder Impuls für den ganzen Körper.

500 g Buchenkeimlinge
250 ml milder Apfelessig
250 ml Wasser
2 EL Zucker oder Honig
2 TL Salz

Die Buchenkeimlinge (ohne Wurzeln) gut waschen und 3–5 Minuten in leicht gesalzenem Wasser blanchieren, abseihen und mit kaltem Wasser abschrecken.
Essig, Wasser, Zucker und Salz zum Kochen bringen. Die Keimlinge in (vorzugsweise mehrere kleinere) saubere Gläser füllen, mit der heißen Marinade bis zum Deckelrand aufgießen und die Gläser fest verschließen. Die Gläser kühl und dunkel lagern.

Larix decidua

Lärche

Wirkung	Qualität	Sammelzeit
Wundheilend, durchblutungsfördernd, keimabtötend, schleimlösend	Wärmend, hoffnungsvoll, herzberührend	April

Die Lärche ist ein stolzer Baum, der in gebirgigen Regionen bis zu 600 Jahre alt werden kann. Mit ihren Herzwurzeln ist sie gut an steiniges Gelände angepasst. Sie liebt das Licht und braucht ausreichend Raum, um wirklich gut gedeihen zu können.

In der Mythologie wird die Lärche stets mit Feen und den Saligen, den guten Waldfrauen des Alpenraumes, in Verbindung gebracht. Ein Lärchenwald wirkt auch bei trübem Wetter nie wirklich dunkel und ist beim Bergwandern einer jener Genüsse, die das Herz leicht und froh machen. Aufgrund der hohen Witterungsbeständigkeit des Holzes ist die Lärche auch in der Forstwirtschaft ein sehr gefragter Baum.

Natürlicher Lebensraum der Lärche sind Gebirgswälder bis zu einer Seehöhe von 2000 Metern. Zunehmend wird sie jedoch gern in tieferen Lagen in Forsten und Gärten angepflanzt und beginnt sich dort auch selbst auszubreiten.

Sie ist ein Nadelbaum, der im Winter seine Blätter verliert und mit dieser Eigenheit auch sehr leicht zu erkennen ist. Während die gelben Nadeln des Vorjahres noch den Boden bedecken, beginnt die Lärche im April zu blühen, bevor etwas später büschelweise die hellgrünen, weichen Nadeln aus knubbeligen Verdickungen (Blattbasen) der Zweige sprießen. Die kleinen kugeligen Zapfen entwickeln sich aus den purpurroten weiblichen Lärchenblüten und bleiben auch nach der Samenreife am Baum, ohne abzufallen, bis der Zweig mitsamt den Zapfen durch Wind und Wetter abgebrochen wird.

VERWENDUNG

Die Lärche spendet ein begehrtes, als besonders edel geltendes Harz. Es ist sanft und dennoch wirkungsstark und lindert, in eine Salbe eingearbeitet, rheumatische Schmerzen und Neuralgien, hilft bei schlecht heilenden Wunden und auf die Brust aufgetragen bei festsitzendem Husten.

Ätherische Öle und Harzsäuren sind unter anderem für die desinfizierende, sanft anregende Wirkung verantwortlich. Auch verräuchertes Lärchenharz wirkt positiv auf die Atemwege und ist ein wunderbarer Begleiter bei Themen des Loslassens und des Neubeginns. Der warme Duft hilft, sich auf das Schöne und Wesentliche im Leben zu konzentrieren.

Doch die Lärche hat noch mehr zu bieten: Die purpurroten, kleinen, nach oben zeigenden Zapfen der weiblichen Blüten schmecken angenehm und haben dabei ein ganz besonderes, säuerlich-herbes Aroma. Am selben Baum entdeckt man auch die männlichen Blüten der Lärche, die ebenso eine gewisse Zapfenform aufweisen, jedoch gelb-grünlich sind und nach unten hängen. Sie sind weniger »knackig« und haben etwas weniger Geschmack als die weiblichen Blüten.

Da die untersten Äste der Lärche oftmals in Reichweite einer erwachsenen Person entspringen, lassen sich sowohl die schmackhaften Zapfen als auch die männlichen Blüten bequem sammeln. Die schleimlösende, keimabtötende Heilkraft des Baumes ist selbstverständlich in beiden Pflanzenteilen vertreten. Damit vereinen sie Genuss mit Gesundheit.

TIPP · TIPP · TIPP ·

Rechtlich gesehen bedarf es für das Sammeln des Harzes der Zustimmung des Waldbesitzers. Diese Genehmigung zu erhalten, ist in der Regel unproblematisch. Voraussetzung ist allerdings, dass der Baum nicht erneut verletzt wird und nur sehr kleine Mengen festes Harz per Hand gesammelt werden.

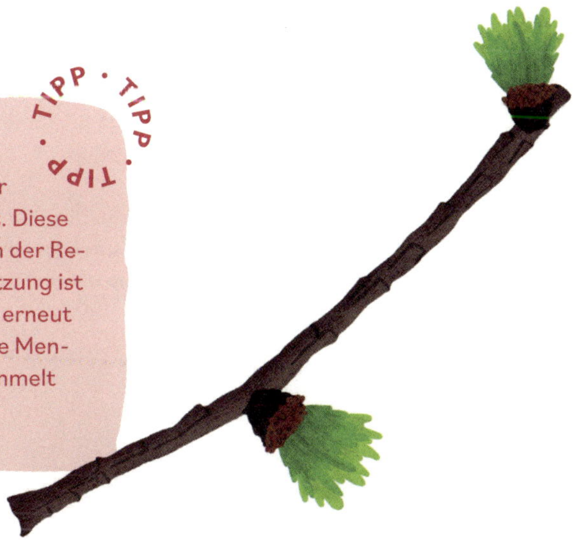

Kandierte Lärchenblüten

Die etwas anderen Hustenbonbons.

2 Handvoll weibliche Lärchenblüten
1 Eiweiß
1 Schüssel Zucker oder Puderzucker

Bei den Lärchenblüten kann ein kurzer Ansatz mit einigen jungen Nadeln belassen werden. Wenn man sie an diesem Stiel festhält, kann man sie gut mit dem verquirlten Eiweiß bestreichen und dann in Zucker tauchen.

Anschließend die weißen Kugeln auf ein mit Backpapier ausgelegtes Backblech legen und bei leicht geöffnetem Backofen bei 50 °C für ca. 3 Stunden trocknen lassen.

Die kandierten Blüten können – etagenweise mit Backpapier voneinander getrennt – in einer kleinen Keksdose aufbewahrt werden. Nachdem die kleinen Kugeln aber einfach zu köstlich sind, bleibt oft nicht viel zum Bevorraten übrig.

Lärchenharzsalbe

Ein wohltuender Brustbalsam bei Husten. Mit einer Extraportion Sonnenkraft.

1 haselnussgroßes Stück Lärchenharz
100 ml Alantöl (Olivenölauszug der Alantwurzel)
3–4 g Bienenwachs

Das Lärchenharz langsam im Alantwurzelöl bei mittlerer Hitze auflösen. Es kann alternativ auch die frische oder getrocknete Wurzel des Alants nach dem Auflösen des Harzes dem Olivenöl beigemengt und mindestens 1 Stunde bei geringer Temperatur ausgezogen werden.

Das Bienenwachs im Wasserbad erwärmen und, sobald es flüssig ist, mit der zuvor abgeseihten und wieder erwärmten Salbe vermischen. Die Salbe immer wieder einmal rühren, bis sie leicht anzudicken beginnt, und dann in Salbengläschen füllen. Bei einer Unverträglichkeit gegen Terpentin darf die Salbe nicht verwendet werden.

Statt des Alantöls kann auch Johanniskrautöl (zusätzlich schmerzlindernd, jedoch die Haut lichtempfindlicher machend) oder Ringelblumenöl (mit wundheilender Wirkung) verwendet werden.

Für derart »sonnige« Ölansätze frische Kräuter mit hochwertigem Olivenöl übergießen und für 6 Wochen in einem Schraubglas an einem Sonnenplatz ausziehen.

TIPP · TIPP · TIPP ·

Bienenwachs erwärme ich im Wasserbad. Ein nur für diesen Zweck verwendeter Schöpflöffel ist der Schmelztiegel für das zerkleinerte Bienenwachs, das ich in der Apotheke oder beim Bio-Imker besorge. Mit einer Reibe lässt sich Bienenwachs gut in kleine Stücke raspeln und abwiegen.

Der Schöpflöffel liegt in einem kleinen, daumenbreit mit Wasser gefüllten Topf. Es ist auch möglich, das Bienenwachs direkt in der Salbe zu schmelzen, dafür muss es nur geringfügig höher erhitzt werden (mit etwaigem Wirkstoffverlust).

Urtica dioica

Brennnessel

Wirkung	Qualität	Sammelzeit
Stoffwechselanregend, wassertreibend, stärkend, blutbildend	Kraftvoll, sich behauptend, selbstbewusst	März bis Oktober

Die Saison der Brennnessel beginnt mit den ersten warmen Frühlingstagen. Die wohlvertraute Pflanze ist vielseitig verwendbar: So kann beispielsweise aus den Fasern des spätsommerlichen Stängels Garn oder auch Papier gemacht werden.

Was nicht zu Heil- und Genusszwecken in unsere Küchen wandert, hat einen überaus guten Düngewert im Garten, ob als Jauche angesetzt oder als klein geschnittenes Mulchmaterial. Im zeitigen Frühjahr sollte man sich die aromatischen, ausleitend und basisch wirkenden Triebe aber zunutze machen.

All diese möglichen Verwendungsarten sind Grund genug, einen näheren Blick auf das vermeintliche Unkraut zu werfen. Die Brennnessel wächst gern auf nährstoffreichen Plätzen. Dazu zählen zum Beispiel auch Waldränder, wo Grasschnitt, Laub oder Holz deponiert worden ist. Dort, wo der Mensch am Werk war, bringt sie wieder alles ins Gleichgewicht, wandelt Stickstoff um und bereitet Humus für kommende Pflanzengenerationen. Das Erscheinungsbild der Brennnessel mit ihren langen herzförmigen Blättern und den zahlreichen Brennhaaren am Stiel und der Blattunterseite ist in der Regel unverwechselbar.

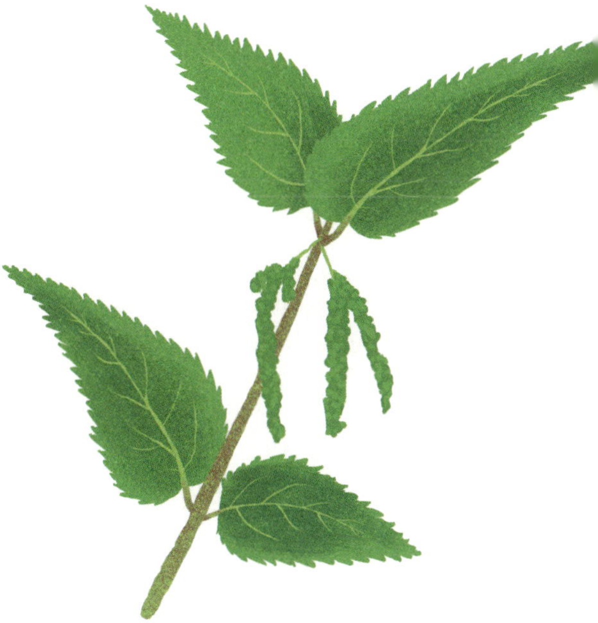

VERWENDUNG

Gesammelt werden die frischen Triebe und die obersten noch zarten Blätter. Sie können im April durchaus einen Großteil der Pflanze ausmachen, die in der Regel aus dem Rhizom aber sehr schnell wieder nachwächst. Auf Exemplare, die an mehr oder weniger lichtarmen Waldplätzen wachsen, sollte man lieber verzichten - sie schmecken im Gegensatz zu ihren sonnenbeschienenen Waldrandkolleginnen oftmals herb.

Bis Juni haben die gesammelten Blätter die meiste Wirkkraft. Dort, wo Brennnesseln abgemäht wurden und neu zu treiben beginnen, kann man auch bis in den Spätherbst hinein die frischen Blätter und Triebspitzen ernten. Sobald die Brennnessel zu blühen beginnt, schwinden die Heilstoffe in den Blättern, die dann überdies faserig und rau werden.

Brennnesseltee ist vor allem bei Harnwegsproblemen ein sehr probates Mittel. Die Brennnessel übertrifft mit ihrer Vielzahl an Vitaminen und Mineralstoffen, darunter auch Eisen, jedes Kulturgemüse, ist allgemein für den Körper anregend, wirkt gegen Gicht und rheumatische Beschwerden und hat eine positive Wirkung sowohl auf das Blutbild als auch auf die Verdauung.

Die Brennnessel ist ein Multitalent und kann bei einer gewissen Sympathie zur Pflanze dem Körper viele heilsame Impulse geben - ob als Tee, als Bad oder im kulinarischen Bereich.

Bei Erkrankungen der Niere oder des Herzens sollte auf die kurmäßige Verwendung verzichtet werden. Bei Schlafstörungen ist die Brennnessel wegen ihrer belebenden Wirkung vor allem abends ungeeignet.

SAMMELTIPP

Wer beim Pflücken schmerzhafte Bekanntschaft mit den ameisensäurehaltigen Brennhaaren macht, der kann mit frischem Spitzwegerichsaft Abhilfe schaffen: ein Spitzwegerichblatt zwischen den Fingern zerreiben und auf die gerötete Stelle legen.

Zum Ernten verwende ich lieber Gartenhandschuhe oder eine Schere. Da auf der Blattoberseite keine Brennhaare sitzen, kann man natürlich auch die Blätter von oben herab zusammenklappen und abpflücken - spätestens beim zarten Mitteltrieb muss man aber beherzt zugreifen und nach oben streifen, um nicht von den Nesseln verbrannt zu werden.

TIPP · TIPP · TIPP ·

Sobald die Brennnessel zerhackt wird (zum Beispiel für ein Pesto), kann sie auch roh gegessen werden. Zum Bevorraten wird der obere Teil der Brennnessel gebündelt und aufgehängt oder auf Trocknungsrahmen aufgelegt. Die getrockneten Brennnesselblätter können im Winter nicht nur für Tee verwendet werden, sondern auch in Suppen oder Eintöpfen als aromatische und heilsame Zutat dienen.

Brennnesselsirup

Unerwartet köstlich! Mit der stoffwechselanregenden Kraft der Brennnessel.

3 Handvoll Brennnesselblätter
3 unbehandelte Zitronen
2 l Wasser
2 kg Zucker

Variante 1: Die gewaschenen Brennnesselblätter gemeinsam mit den aufgeschnittenen Zitronen und Wasser in einen großen Topf geben und zugedeckt über Nacht ziehen lassen. Den Absud mit dem Zucker so lange einkochen, bis sich kleine Bläschen bilden. Den Sirup noch heiß mit einem Trichter in ausgekochte Flaschen füllen und zuschrauben.

Diese Zubereitung schmeckt leicht und krautig.

Variante 2: Die gewaschenen Brennnesselblätter gemeinsam mit den aufgeschnittenen Zitronen im Wasser kochen lassen, bis sich die Flüssigkeit rötlich verfärbt. Den Absud mit Zucker einkochen und in Flaschen füllen.

Diese Zubereitung schmeckt kräftiger und durchaus fruchtig. Sie enthält durch den Kochvorgang möglicherweise mehr Eisen. Beide Varianten sind gekühlt mehrere Wochen haltbar.

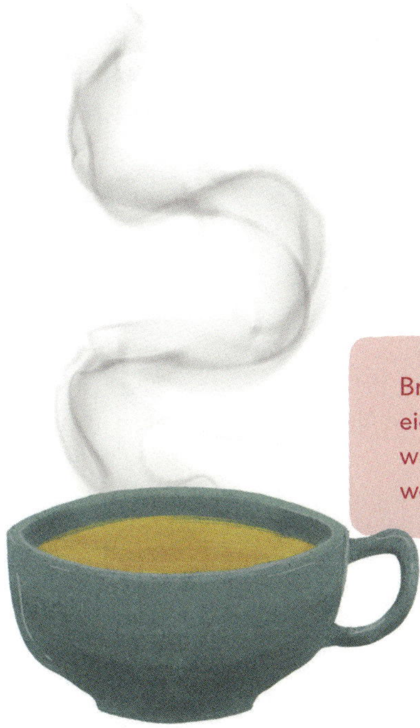

TIPP · TIPP · TIPP

Brennnesselblätter eignen sich auch wunderbar für einen wohltuenden Tee.

Prunus padus

Traubenkirsche

Wirkung	Qualität	Sammelzeit
Antirheumatisch, fiebersenkend, hautberuhigend	Verspielt, sinnlich, anmutig	April

Ihre duftenden Blüten sind der Inbegriff des Frühlings, und wenngleich sie in der Phytotherapie keine Verwendung findet, darf sie im Reigen der Pflanzen hier nicht fehlen.

Im Kern der kleinen schwarzen Früchte und in der Rinde des Baumes befindet sich das giftige Glykosid Amygdalin, die Blüten und das Fruchtfleisch gelten aber als unbedenklich. Der Name kommt von den in Trauben angeordneten Blüten und Früchten. In manchen Regionen ist sie auch unter »Ahlkirsche«, »Sumpfkirsche« oder »Elsenkirsche« bekannt. In Russland dienen die Zweige als Material zum Flechten.

Die Traubenkirsche wächst bevorzugt in Auwäldern, entlang von Bächen und Flüssen. Sie hat in der Regel einen strauchartigen Wuchs bis zu ca. zehn Meter Höhe, kann aber an einem gutem Standort auch bis zu einem 15 Meter hohen Baum heranwachsen und ein Alter von 80 Jahren erreichen.

Im April ist die Gewöhnliche Traubenkirsche anhand ihrer langen, weißen Blütenrispen sehr gut erkennbar. Sie ist ein Rosengewächs, das vor allem am späteren Nachmittag und zum Abend hin mit einem süßen, satten Aroma zu duften beginnt. Die Blätter sind glatt, eiförmig-elliptisch und im Herbst unter den Ersten, die rot verfärbt vom Baum fallen.

Verwechslungsgefahr besteht mit der Spätblühenden Traubenkirsche (Prunus serotina), einer Nordamerikanerin. Sie blüht frühestens ab Mai und ihre Blätter sind im Gegensatz zu ihrer heimischen Schwester dunkelgrün glänzend. Bei ihr dürften auch in den Blüten kleine Mengen cyanogener Glykoside enthalten sein.

VERWENDUNG

Gesammelt werden die Blüten vorzugsweise am frühen Abend eines sonnigen Tages. In diesem Zustand haben sie das meiste Aroma und können für Likör oder Sirup verwendet werden. Es ist auch möglich, die Blüten zu kandieren oder getrocknet verschiedenen Teemischungen beizufügen.

Die Pflanze gilt in der Volksmedizin als Mittel gegen Darmparasiten. Als am wirkstoffreichsten und heilkräftigsten gelten die Früchte, die Blüten haben hingegen eine besondere und feine Wirkung auf Seele und Stimmung.

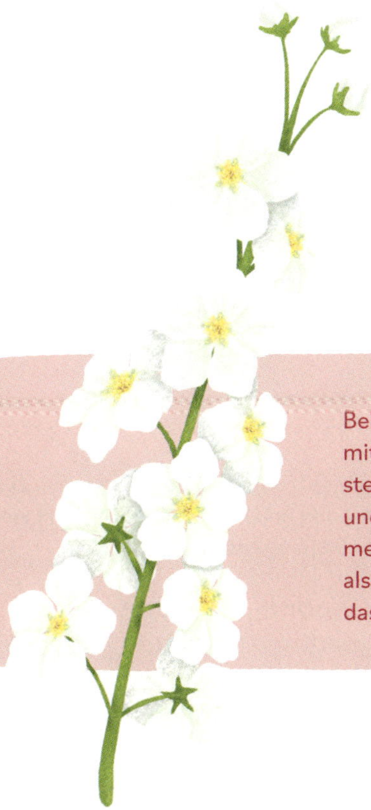

TIPP · TIPP · TIPP ·

Bei der Entscheidung, ob ein Ansatz (gleich ob mit Öl oder Alkohol) dunkel, halbschattig oder sonnig stehen soll, richte ich mich gerne nach den Vorlieben und dem Standort der geernteten Pflanze. Im Fall der meisten Waldpflanzen ist dies ein halbschattiger Ort, also wähle ich meist den Küchentisch oder ein Regal, das einmal täglich kurz von der Sonne gestreift wird.

Traubenkirschenblütenlikör

Ein wohltuender Stimmungsschmeichler.

3 Handvoll Traubenkirschenblüten
2 l Kornschnaps (mind. 38 % Vol.)
300–500 g Kandiszucker

Die frischen Blüten auf Insekten untersuchen, gegebenenfalls leicht ausschütteln und in ein Ansatzgefäß geben. Kandiszucker hinzufügen und alles mit Kornschnaps aufgießen.

Diese Mischung 6 Wochen bei Zimmertemperatur an einem halbschattigen Ort stehen lassen und gelegentlich aufschütteln. Anschließend den Likör durch einen Kaffeefilter abseihen und abschmecken. Mit destilliertem Wasser kann man die Schärfe des Alkohols und die Süße reduzieren. Mit der Zugabe von weiterem Kornschnaps oder Läuterzucker können Sie sich zu Ihrem favorisierten Geschmack hinarbeiten. Zucker lässt Aromen intensiver wahrnehmen, und da Liköre nur in sehr kleinen Mengen zu Genuss- oder Heilzwecken getrunken werden, darf es hier auch einmal süßer sein. Dieser Likör schmeckt besonders gut, wenn er mit Prosecco oder Sekt aufgegossen wird.

Oxalis acetosella

Waldsauerklee

Wirkung	Qualität	Sammelzeit
Fiebersenkend, stoffwechselanregend, belebend	Kühl, unverbindlich, flexibel	März bis September

Umgangssprachlich wird Waldsauerklee häufig als Hasen-, Glücks- oder Kuckucksklee bezeichnet, denn er steht mit seiner frühen Blüte mit dem Frühling und den ersten Kuckucksrufen in Verbindung. Die Pflanze enthält Kleesalz, das in früheren Zeiten zu Bleichmittel weiterverarbeitet wurde. Sie galt als guter Durstlöscher bei Waldarbeiten und für Kinder als säuerliche Leckerei. Zeit für eine Wiederentdeckung dieses stillen Waldbewohners!

Der Sauerklee gedeiht bevorzugt in Nadelwäldern und bedeckt oft ohne nennenswerte Pflanzenkonkurrenz große Flächen des sauren, dunklen Waldbodens. Das zarte Gewächs lässt sich auch von Höhenlagen bis knapp an die 2000 Meter nicht abschrecken. Es zählt zu den schattenverträglichsten heimischen Pflanzenarten, es kommt mit einem Bruchteil des Tageslichts aus, das andere Pflanzen zum Gedeihen benötigen. Jedes Blatt besteht aus drei herzförmigen Blättern, die in der Nacht, bei Regenwetter, bei Erschütterung oder auch bei zu starker Sonneneinstrahlung nach unten geklappt werden. Bei schönem Wetter werden die Blätter wieder ausgefahren, um im Schatten des Waldes Licht einzufangen.

Ab April beginnt der Sauerklee in kleinen, weißen, violett geäderten Blüten zu strahlen und schenkt mancher tristen Fichtenmonokultur für kurze Zeit etwas beinahe Feenhaftes.

Innerhalb des Waldes hat der Sauerklee eine Alleinstellung und kann in der Regel mit keiner anderen Pflanze verwechselt werden.

VERWENDUNG

Die jungen, hellgrünen Blätter des Sauerklees lassen sich das ganze Jahr über ernten, vorzugsweise von März bis September. So gesehen erübrigt sich die Frage einer Bevorratung,

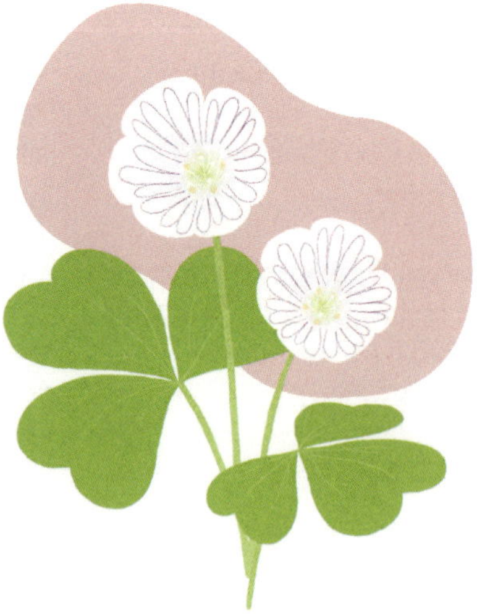

zumal die Blätter beim Trocknen an Geschmack und Wirkstoffen verlieren. Bevorzugt baut man die kleine Pflanze einmal monatlich in den Speiseplan ein. Die Vitamin-C-haltigen Blätter lassen sich in rohem wie auch gekochtem Zustand gut als Zitronenersatz verwenden. Aufgrund des hohen Gehalts an Kaliumhydrogenoxalat und Oxalsäure sollten Personen mit Nierensteinproblematik, Gicht und Gastritis Sauerklee lieber meiden. Aus diesem Grund sollte er aber auch allgemein als anregender Impulsgeber für Zwischendurch eher in kleinen Dosen verzehrt werden. Bei einer Verarbeitung mit Milchprodukten kann die Oxalsäure abgeschwächt werden, denn sie verbindet sich schon außerhalb des Körpers mit Kalzium und macht die Pflanze damit bekömmlicher. Eine geringe Menge Natron hat einen ähnlichen Effekt: Sie neutralisiert die Säure schon vor der Einnahme.

Die Heilwirkung des Sauerklees liegt vor allem in seiner positiven Wirkung auf das vegetative Nervensystem und kann bei vielen Verdauungsproblemen oder auch bei innerer Unruhe wohltuend wirken. Wer sich zur Pflanze hingezogen fühlt, kann sie auch bei beginnenden grippalen Infekten oder bei Hautproblemen verwenden.

SAMMELTIPP

Die weißen Blüten des Sauerklees sind ebenfalls essbar und eine hübsche Dekoration für Salate und Aufstriche. Wer sich die Pflanze mitsamt Wurzeln ins Haus holt und in einen Blumentopf setzt, kann am Abend das Einklappen der Blätter beobachten, was insbesondere für Kinder faszinierend ist. Mit einem mehrfachen Streichen über die Blätter kann man diesen Effekt übrigens ebenso auslösen und die Pflanze schon etwas früher schlafen legen.

TIPP · TIPP · TIPP ·

An dieser Stelle sei der Einwand, dass sich leicht giftige Pflanzen und Kinder im Vorhinein ausschließen, durchaus berechtigt. Es ist auch schwer, eine konkrete Aussage über eine unbedenkliche Dosis bei Sauerklee & Co zu machen, da die Inhaltsstoffe der Pflanzen je nach Standort stark variieren bzw. jeder Mensch individuell reagiert. Der gelegentliche Verzehr von wirkstoffreichen Pflanzen dürfte aber keinesfalls schädlicher sein als so manch billiges Fast Food, das leider zu oft auf unseren Tellern landet.

Tee

1-2 TL frischer Sauerklee
250 ml Wasser

Sauerklee mit heißem Wasser übergießen. 3 Minuten ziehen lassen, abseihen. 2 Tassen am Tag bei Beschwerden trinken. Nach 3 Tagen sollte eine längere Pause eingelegt werden.

Sauerkleebutter

Grillbutter für gute Verdauung.

2-3 Handvoll Sauerklee
2 Knoblauchzehen
Salz
250 g Butter

Sauerklee waschen und ebenso wie die Knoblauchzehen klein schneiden.
Alle Zutaten mit weicher Butter gut verrühren. Die Butter in Frischhaltefolie zu einer Rolle formen und bis zur Verwendung kühlen.
Stücke der Butter verfeinern vor allem Grillgut - ob Gemüse oder Fleisch. Ein Überschuss kann praktischerweise eingefroren werden. Eine Schüssel weiche Kräuterbutter am Tisch ist aber auch mit frischem Brot ein einfacher, jedoch ganz besonderer Genuss.

Picea abies

Fichtentriebe

Wirkung	Qualität	Sammelzeit
Entzündungshemmend, schleimlösend, hustenstillend, durchblutungsfördernd	Optimistisch, frisch, zielgerichtet	April bis Mai

VERWENDUNG

Anfang Mai bahnen sich die hellgrünen Triebspitzen der Fichte ihren Weg und schenken den Wäldern ein frühlingshaftes Kleid. Die Vitamin-C-reichen »Wipferln« können als Heilmittel vor allem bei Erkältungen eingesetzt werden, lösen festsitzenden Schleim und wirken bei Halsschmerzen entzündungshemmend. Hier aber weniger als Tee, der nur aus den frischen Sprossen im Frühling hergestellt wird, sondern als Sirup, Tinktur oder Likör. Bei Asthma und Keuchhusten ist die Fichte jedoch kontraindiziert, weil die ätherischen Öle die Sekretion der Schleimhäute zu sehr anregen und so bei Krämpfen das Atmen weiter erschweren würden. Der Nadelbaum wirkt positiv bei Durchblutungsstörungen und rheumatischen Erkrankungen, hier bewähren sich vor allem Einreibungen und Bäder.

JungeTriebe schmecken roh leicht herb-säuerlich. In flüssige Schokolade getunkt, werden sie zur außergewöhnlichen Delikatesse.

Steckbrief der Fichte auf Seite 134

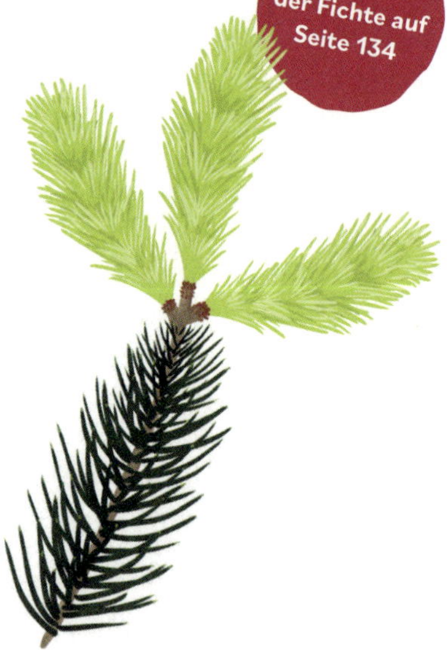

SAMMELTIPP

Vorzugsweise sammle ich an sonnigen Maitagen von gesund wirkenden, stattlichen Fichten, sobald die Wipferln eine Länge von etwa drei Zentimetern aufweisen. Auf unliebsame Insektenbeilage bereits beim Sammeln achten!

TIPP · TIPP · TIPP ·

Bei der Ernte der hellgrünen Triebspitzen sollte nach Rücksprache mit dem Waldbesitzer darauf geachtet werden, nie zu viel von einem Baum zu nehmen. Der Haupttrieb sollte immer belassen werden.

Tee

1 TL frische Fichtentriebe
250 ml Wasser

Fichtentriebe in kaltem Wasser aufstellen, aufkochen lassen und abseihen. Es können als stoffwechselanregende Maikur 3 Tassen täglich getrunken werden.

Maiwipferlsirup

Hustenmedizin, die nicht nur Kindern schmeckt.

1 Handvoll Fichtentriebspitzen
1 Handvoll Quendel
1 Handvoll Spitzwegerichblätter
1 l Wasser
1 kg Rübenzucker

Fichtenwipferln, Quendel und Spitzwegerich im Wasser aufkochen und über Nacht ziehen lassen. Die abgeseihte Flüssigkeit nochmals aufkochen und mit Zucker einkochen lassen, bis Blasen aufzusteigen beginnen.

Den Sirup noch heiß in saubere Flaschen füllen und die Flaschen zuschrauben. An einem kühlen und dunklen Ort lagern. Bei Husten teelöffelweise oder als durstlöschendes Getränk mit Wasser aufgespritzt genießen.

Honigvariante: Diese Variante ist durch die schonende Zubereitung wirkstoffintensiver, kann aber leider auch schneller verderben. Nehmen Sie deshalb stets eine Geruchsprobe, bevor Sie den Honig-Maiwipferlsirup verwenden wollen, und sammeln Sie die sauberen Kräuter an einem warmen, sonnigen Tag, da zu viel Wasser in den Pflanzenzellen ein unerwünschtes Gären begünstigt.

Fichtenwipferln, Quendel und Spitzwegerich abwechselnd mit Honig in ein Schraubglas schichten. Der Honiganteil macht dabei ca. $^2/_3$ aus, und die letzte Schicht besteht immer aus Honig.

Das gut verschlossene Schraubglas unter einem Lieblingsbaum in der Erde vergraben und dort für ca. 3 Mondphasen belassen. Selbstverständlich kann man auch einen kühlen, dunklen Ort im Keller für den Ausziehvorgang wählen.

Nachdem sich der Honig verflüssigt hat, Maiwipferlsirup abseihen und in einer Flasche kühl und dunkel lagern.

Bei Allergien oder Unverträglichkeit kann man auch andere Hustenkräuter verwenden oder einen reinen Wipferlsirup herstellen. Neben den Triebspitzen der Fichte kann dieses Rezept auch mit jenen der Tanne und Kiefer kombiniert werden.

Betula pendula

Birke

Wirkung	Qualität	Sammelzeit
Harntreibend, antirheumatisch, stoffwechselanregend	Segnend, hoffnungsvoll, für jeden Neubeginn	April bis Mai

Die Birke ist ein Sinnbild für Hoffnung und erwachendes Leben. In vergangenen Kulturen wurde sie stets mit weiblichen Kräften in Verbindung gebracht und verschiedenen Göttinnen zugeordnet. So wurden in ihr Brighid, aber auch Freya und Frigg verehrt. Die Germanen verwendeten Birkensaft als Schönheits- und Stärketrank und fertigten aus der jungen Rinde Matten und Taschen. Der bekannteste Mann aus dem Eis, Ötzi, trug einen Becher aus Birkenrinde bei sich. Birkenharz gilt zudem als einer der ältesten Kaugummis.

Im christlichen Kontext wird die Birke mit der Gottesmutter Maria assoziiert, mit dem Wonnemonat Mai an sich und ist traditionelle Begleiterin jeder Fronleichnamsprozession. So sanft sie auch scheinen mag, bei Wind werden ihre hängenden Äste zu peitschenden Ruten, die sich unliebsame Konkurrenten vom Stamm halten. In ihrer kurzen Lebenszeit von etwa 120 Jahren will sie so zumindest ihren Platz behaupten.

Als Pionierpflanze besiedelt die Birke neues Land, kann ihre Samen kilometerweit mit dem Wind fliegen lassen und ist im Frühling eine der Ersten, die uns mit ihrem hellen Grün verwöhnen. Sie stellt in der Regel nur einen einzigen Anspruch an ihren Standort: genügend Licht. Ihr wichtigstes Erkennungsmerkmal ist der weißschwarz gemaserte Stamm und die papierdünne weiße Rinde, die sich in feinen Streifen ablösen lässt und mit zunehmendem Alter borkig aufplatzt. Die Blätter sind am Rand gezähnt und haben eine dreieckige Form.

VERWENDUNG

Es werden die voll ausgebildeten, aber noch hellgrünen, zarten Blätter geerntet. In älteres Laub werden vermehrt bittere Gerbstoffe eingelagert. Ein Tee aus Birkenblättern ist vor allem als harntreibendes Mittel bekannt, denn er kann die Harnmenge um das Fünf- bis Sechsfache erhöhen. Vor allem bei altersbedingten Beschwerden wie Wasseransammlungen in den Beinen, Harnwegsinfekten und Gichtbeschwerden kann man nach Rücksprache mit dem Arzt eine Therapie mit Birkenblättertee unterstützen. Die stoffwechselanregende Wirkung von Birkenblättern bringt sanften Schwung in die Zellen und ist in der Regel für alle Altersgruppen gut verträglich.

SAMMELTIPP

In Achtsamkeit mit der Birke nimmt man von vielen verschiedenen Bäumen kleinere Mengen ihrer Blätter und lässt dabei den Mitteltrieb eines Astes stets unberührt. Auf unliebsamen Schädlingsbefall durch Läuse achtet man bereits bei der Ernte. Die Blätter wie auch das Holz können auch zum Räuchern verwendet werden.

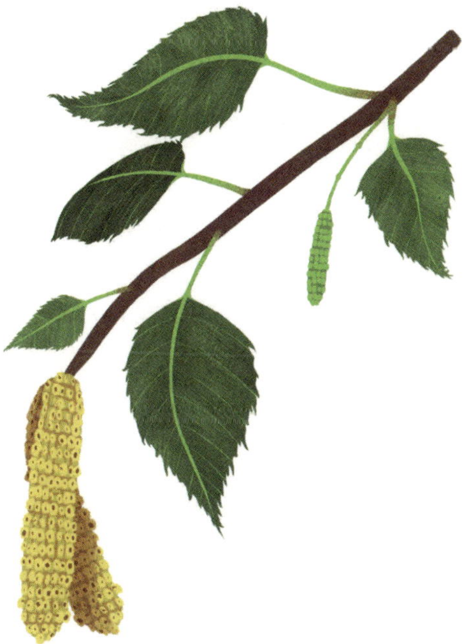

Tee

2 TL getrocknete Birkenblätter
250 ml Wasser

Birkenblätter mit kochendem Wasser übergießen. 10 Minuten ziehen lassen, abseihen. 2–3 Tassen können am Tag getrunken werden.

Birkenzucker (Xylit) ist in der Regel ein Nebenprodukt aus der Holzindustrie und kann durchaus auch aus Maisstängeln hergestellt worden sein – Pestizide, Kunstdünger und Gentechnik womöglich inklusive. Darüber hinaus bedarf die Herstellung chemischer Verfahren. So werden zumindest beim Lösen des Stoffes Xylan Salz- und Schwefelsäure verwendet. Birkenzucker hat normalerweise nicht – wie oft angenommen – mit dem eigentlichen Birkensaft zu tun, obwohl daraus in der experimentierfreudigen Küche durch Einkochen durchaus ein süßer Sirup hergestellt werden kann.

Auf die Zahngesundheit und den Blutzuckerspiegel wirkt sich das kalorienarme Xylit erwiesenermaßen positiv aus und kann einen ausgewogenen Speiseplan ergänzen – sofern man hochwertige Quellen nutzt. Scheint in einer Zutatenliste E 967 auf, ist der Birkenzucker gemeint. Die Süßkraft ist mit unserem gewohnten Haushaltszucker identisch. Bei exzessivem Genuss kann es jedoch zu Durchfall kommen, der Körper gewöhnt sich aber bei regelmäßigem Konsum meist rasch an die Umstellung.

Waldluftbaden

Waldgeflüster

Sobald wir einen Wald betreten, tauchen wir ein in eine Welt winziger Moleküle. Wir werden regelrecht in eine chemische Wolke eingehüllt. In den ätherischen Ölen von Bäumen und Pflanzen kommen sogenannte Terpene vor – eine sehr vielgestaltige Stoffgruppe (es sind über 8.000 verschiedene Terpene bekannt), die unter anderem Phytonzide beinhaltet. Letztere werden zur Waldkommunikation genutzt. So können sich Gehölze gegen Fressfeinde oder andere Gefahren verteidigen und auch gegenseitig warnen. Erstaunlicherweise kommunizieren manche Moleküle, ohne dass uns das bewusst wäre, auch mit unserem Körper und das, soweit Studien es erahnen lassen, auf sehr heilsame Art und Weise. Die höchste Konzentration von Terpenen lässt sich vor allem in Nadelwäldern an warmen, sonnigen Tagen nachweisen. Ein regelmäßiger Waldaufenthalt reduziert Stresshormone im Körper, stärkt das Immunsystem, lässt den Blutdruck sinken und führt über die Aktivierung des Parasympathikus zu einer allgemeinen Entspannung bis hin zu einer Senkung des biologischen Alters, um nur einige wenige positive Effekte zu nennen.

Im eigenen Interesse sollte man sich jede Woche die Möglichkeit schaffen, Wald(aus)zeit zu genießen. Jeder Spaziergang ist heilsam und sei es nur eine Viertelstunde. Möchte man den Wald intensiver für die eigene Gesundheit nutzen, hat ein wöchentlicher Aufenthalt von vier Stunden am Stück in ruhender Aktivität die besten Ergebnisse erzielt. Dass die Waldluft im Gegensatz zu jener in der Stadt beinahe staubfrei ist, kann als weiterer gesunder Nebeneffekt bezeichnet werden.

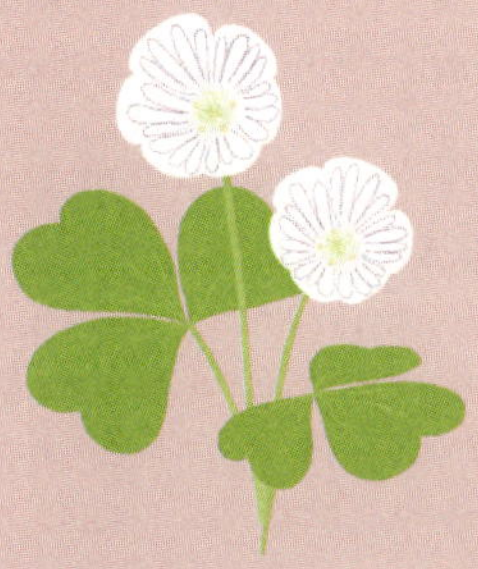

Fragaria vesca

Walderdbeere

Wirkung	Qualität	Sammelzeit
Stoffwechselanregend, durchblutungsfördernd, antioxidativ	Verführerisch, fröhlich, gemeinschaftlich	Mai bis August

Sie ist eine wohlbekannte Schönheit unserer Wälder und strahlt im Mai dank ihrer zarten Blüten mit der Sonne um die Wette.

Die Walderdbeere, ein Rosengewächs, besiedelt sonnige Plätze im und um den Wald. Ob Kahlschlag, entlang von Hecken oder am Waldrand, die kleine Pflanze ist sehr verbreitet. Ihre dreiteiligen, wintergrünen Blätter sind allen Erdbeeren gemein, ebenso wie die kleinen weißen Blüten und die roten, aromatischen Beeren. Es besteht keine Verwechslungsgefahr mit Giftpflanzen.

VERWENDUNG

Die jungen Blätter können von Mai bis August gesammelt werden und sind besonders in Teemischungen sehr beliebt.

Abgesehen von der Verwendung als aromatische Fülldroge wird Erdbeerblättertee in der Volksmedizin auch bei Durchfallerkrankungen, Entzündungen im Rachenbereich und bei Mundgeruch angewendet.

Auch zur Blutreinigung wurde und wird die Walderdbeere eingesetzt. Vor allem die Blätter - seltener das blühende Kraut - werden für die verschiedenen Anwendungen herangezogen.

Neueste Studien bestätigen mittlerweile auch eine leichte blutgefäßerweiternde Wirkung, die mit jener des Weißdorns identisch sein soll. So mausert sich die zarte Walderdbeere sogar zu einem herzunterstützenden Kraut.

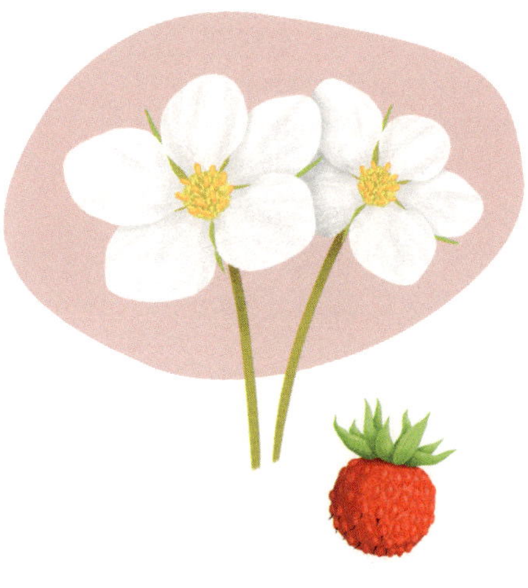

Mit den steigenden Temperaturen beginnt in vielen Regionen Österreichs und Deutschlands die Zeckenzeit. Bevorzugt lauern diese Spinnentiere auf taunassen Grasspitzen und warten auf vorbeikommende Hosenbeine und Haustiere. Sie klettern in weiterer Folge vorzugsweise an dünnhäutigere Körperstellen, um mit ihrer Blutmahlzeit zu beginnen. Es sind sowohl männliche als auch weibliche Tiere, die sich auf diese Weise ernähren.

Zecken sind Überträger von FSME (Frühsommer-Meningoenzephalitis) und der deutlich häufigeren Borreliose. Als wichtigste Prophylaxe gelten neben Insektenschutz das Duschen und der Kleiderwechsel nach einer Wald- und Wiesentour. Abends sollte man sich und seine Kinder gründlich nach Zecken absuchen, denn je kürzer die Verweildauer in der Haut, desto geringer die Wahrscheinlichkeit einer Infektion.

Zur Entfernung der Tiere eignen sich in der Regel nur spezielle Zeckenzangen und Pinzetten, die Einstichstelle wird vorzugsweise mit einer desinfizierenden Salbe behandelt. Auf fragwürdige Zeckenentfernungsmethoden wie flüssigen Klebstoff oder Pfefferminzöl sollte man verzichten: Sie führen beim Tier zu Erbrechen und man erhöht damit das Risiko, mit Krankheitserregern in Kontakt zu kommen.

Tee

2 TL getrocknete Walderdbeerblätter
250 ml Wasser

Walderdbeerblätter mit heißem Wasser übergießen, 10 Minuten ziehen lassen und abseihen. Es können am Tag mehrere Tassen getrunken werden.

TIPP · TIPP · TIPP ·

Möchte man Blätter für Teemischungen sammeln oder Speiselaub ernten, so ist der Mai dafür der richtige Zeitpunkt.

Tilia cordata

Lindenblätter

Wirkung	Qualität	Sammelzeit
Stoffwechselanregend, beruhigend, schleimlösend	Freundlich, mitfühlend, kommunikativ	Mai bis Juni

VERWENDUNG

Geerntet werden die jungen, hellgrünen Blätter der Linde. Ihr Geschmack ist sehr mild und erinnert an Kopfsalat.

Die mineralstoffreichen Blätter dienten unseren Vorfahren als Speiselaub, wurden nach dem Trocknen fein vermahlen und später dem Brot oder als besonderes Würzpulver auch Suppen beigemengt. Lindenblätter sind reich an Vitamin C, Schleimstoffen, Eiweiß und Mineralsalzen und daher um ein Vielfaches wertvoller als so manch plastikverpackter Salat aus dem Supermarkt. Lindenlaub mit Salatmarinade ist ein herrlicher Frühlingsgenuss.

Steckbrief der Linde auf Seite 49

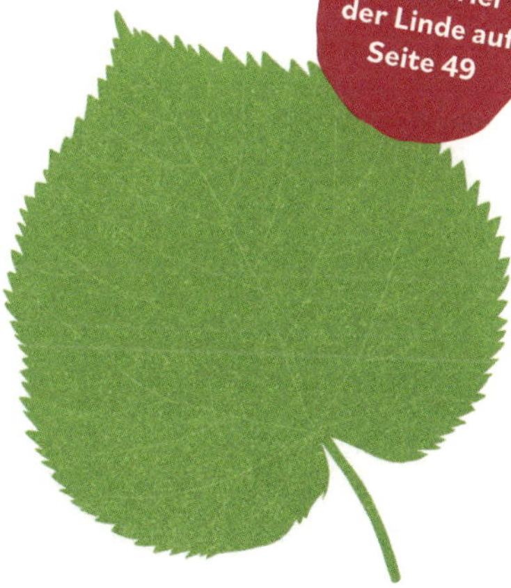

TIPP · TIPP · TIPP ·

An Trieben der Stammbasis werden häufig neue Blätter gebildet. Diese können auch im späteren Jahresverlauf noch geerntet werden – hellgrüne Lindenblätter sind immer zart und schmackhaft.

Corylus avellana

Haselblätter

Wirkung	Qualität	Sammelzeit
Schweißtreibend, anregend, zusammenziehend	Fröhlich, sinnlich, freizügig	April bis Juni

VERWENDUNG

Der beste Erntezeitpunkt für Haselblätter liegt zwischen Ende April und Juni, wenn sie noch weich und wirkstoffreich sind. Nach dem Trocknen sind sie vor allem eine gute und beliebte Fülldroge für Teemischungen. Ihre Wirkung wird in der Volksmedizin als blutreinigend beschrieben, Haselblätter können bei Durchfall auf Grund ihrer adstringierenden Wirkung Linderung verschaffen und äußerlich auch bei Hämorriden verwendet werden.

Abgesehen von der Anwendung als Tee oder Absud können die Blätter als Bestandteil für Kräuterzigaretten dienen. Neben anderen aromatischen Pflanzen werden die Haselblätter auch hier zum Strecken verwendet und können einen Anteil von 70 Prozent der Mischung ausmachen.

In der Küche können die Blätter für Experimente, aber weniger als Rohkost dienen, denn sie werden erst nach dem Blanchieren wohlschmeckend.

Steckbrief der Hasel auf Seite 88

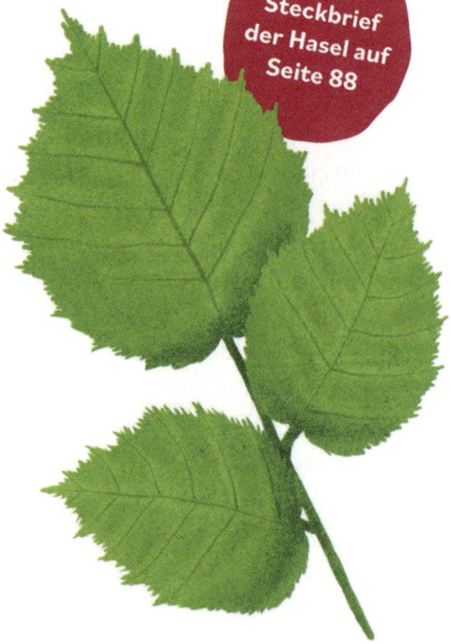

Tee

2 EL getrocknete und zerkleinerte Haselblätter
250 ml Wasser

Haselblätter mit heißem Wasser übergießen, 10 Minuten ziehen lassen und abseihen. Es können 2 Tassen am Tag getrunken werden.

Rubus fructicosus

Brombeerblätter

Wirkung	Qualität	Sammelzeit
Entzündungshemmend, harntreibend, adstringierend	Durchsetzungsstark, verführerisch, pragmatisch	Mai

Steckbrief der Brombeere auf Seite 78

VERWENDUNG

Ab Anfang Mai können die zarten Blätter der Brombeere gesammelt werden. Sie passen in jede Teemischung und können auch über einen längeren Zeitraum hinweg getrunken werden. Reich an Gerbstoffen und organischen Säuren wird ein Aufguss bei Durchfallerkrankungen, aber auch bei Entzündungen in Mundraum und Hals eingenommen. Die gesammelten Blätter sollten zügig bei etwa 40 °C getrocknet und dann kühl, lichtgeschützt und trocken gelagert werden.

Für alle, die Kräuterzigaretten lieben: Auch dafür sind getrocknete Brombeerblätter eine schmackhafte Fülldroge, die gut mit anderen Kräutern harmoniert. Außerdem können frische Brombeerblätter am Räucherstövchen als Unterlage für Harze ihre Verwendung finden. Sie haben nur einen geringen Eigenduft und verhindern das Verkleben des Stövchengitters.

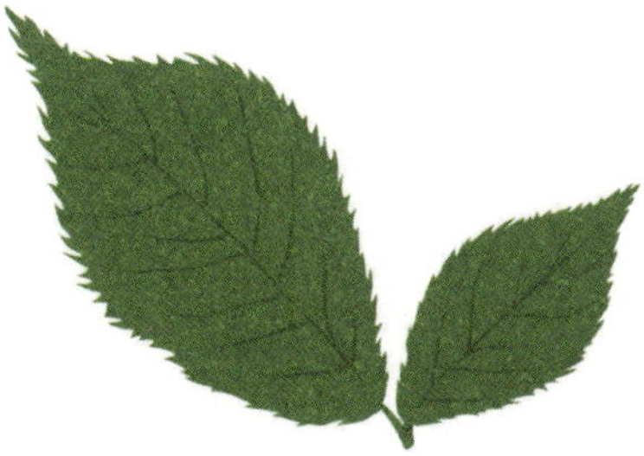

Brombeerblättertee im Frühling

1 TL frische oder getrocknete Brombeerblätter
250 ml Wasser

Brombeerblätter mit kochendem Wasser aufgießen. 10 Minuten ziehen lassen, abseihen und bedarfsweise trinken.

Brombeerblätter im Winter

Durch Bakterien und verschiedene Witterungseinflüsse des Winters kommt es zur Fermentierung von Brombeerblättern und infolgedessen zu farblichen Veränderungen. Gesammelt werden nur saubere und einheitlich dunkelbraune Blätter.

Durch diesen Prozess verstärken sich manche Wirkstoffe, weshalb ein koffeinfreier Aufguss mit herrlichem Schwarzteearoma vor allem bei Erkältungen und Durchfallerkrankungen eine Wohltat ist. Aber auch Spülungen bei Rachenentzündungen werden empfohlen.

Galium odoratum

Waldmeister

Wirkung	Qualität	Sammelzeit
Stoffwechselanregend, beruhigend, verdauungsfördernd	Sanftmütig, verspielt, weiblich	April bis Mai

In Frankreich wird der Waldmeister »Königin des Waldes« genannt. Er verzaubert mit seiner Blüte so manchen Ort.

Der Waldmeister ist eine der klassischen Maipflanzen, die nicht nur dem Körper, sondern auch der Seele guttun. Man denke nur an den Geschmack von Maibowle und die dazugehörigen Assoziationen. In früheren Zeiten wurde Waldmeister griesgrämigen Menschen im Vertrauen auf die herzöffnende Wirkung unter die Matratze gesteckt, um den »Grantling« fröhlicher und umgänglicher zu stimmen. Praktischerweise hat das getrocknete, wohlriechende Kraut aber auch eine motten- und insektenabwehrende Wirkung.

Waldmeister wächst vorzugsweise in lichten Buchen- oder Laubmischwäldern, breitet sich an tiefgründigen, schattigen Plätzen oft flächig aus und übersät ab Ende April bis in den Mai hinein ganze Areale mit weißen, sternförmigen Blüten.

Der Waldmeister hat einen vierkantigen Stängel, quirlständig angeordnete lanzettliche Blätter und erinnert in seinem Aufbau an die verwandten (ungiftigen) Labkräuter.

VERWENDUNG

Gesammelt wird das Kraut an einem sonnigen Tag, kurz vor oder während der Blüte. Erst wenn das geerntete Kraut nach einigen Stunden zu welken beginnt, entwickelt sich der typische Waldmeisterduft. Verantwortlich ist der Wirkstoff Cumarin, der in kleinen Mengen Kopfschmerzen lindern kann, jedoch in höherer Dosierung (ab mehreren Tassen Tee) auch zu Kopfschmerzen führt.

Die Wirkung des Waldmeisters ist sehr breit gefächert und gilt vor allem bei nervös bedingten Beschwerden wie Schlafstörungen und Magen-Darm-Krämpfen als heilsame Begleiterin. Eine stimmungsaufhellende Wirkung wird durch Zubereitungen mit Alkohol noch verstärkt (Bowle, Likör, Wein).

Beim Verräuchern des getrockneten Krautes kommt neben einem sehr angenehmen Duft besonders diese Wirkung zum Tragen: Der Waldmeister öffnet das Herz, ist verspielt und voller Leichtigkeit.

Direkt gegessen wird das Kraut in der Regel nicht, denn es gilt nur als Aroma- und Wirkstoffquelle für (meist alkoholische) Zubereitungen. Dazu wird das angewelkte Kraut für sechs bis 12 Stunden in der jeweiligen Flüssigkeit ziehen gelassen.

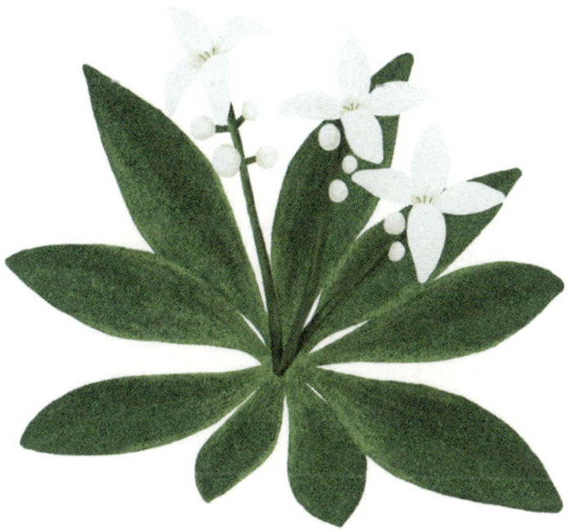

Tee

1 TL getrocknetes Waldmeisterkraut
250 ml Wasser

Waldmeisterkraut mit heißem Wasser übergießen, 5 Minuten ziehen lassen und abseihen. 2 Tassen am Tag sind ausreichend.

TIPP · TIPP · TIPP ·

Waldmeister wird gebündelt und schonend an einem luftigen, halbschattigen Ort bei Zimmertemperatur getrocknet. Ich lege das Kraut auch gern auf Trocknungsrahmen oder breite es auf einem Porzellanteller bzw. Tablett locker aus. Dass sich das Kraut beim Trocknen dunkel verfärbt, ist ein natürlicher Vorgang. Um Schimmelbildung zu verhindern, sollte das Sammelgut vor dem Bevorraten nochmals kurz in der Sonne nachgetrocknet werden.

Cumarin, im Waldmeister, aber auch in Steinklee, Tonkabohnen und Datteln enthalten, kann in zu hohen Dosen zu vorübergehenden Leberschäden führen. Der Wirkstoff findet sich auch in Zimtpulver, insbesondere in Zubereitungen des Cassia-Zimtbaums. Ceylon-Zimt weist kaum bis gar kein Cumarin auf. Erwachsene vertragen in der Regel hin und wieder kleine Mengen dieses Wirkstoffs sehr gut, Kinder und Schwangere sollten lieber darauf verzichten. Die gesundheitsschädigende Grenze wird bei 0,1 Milligramm Cumarin pro Kilogramm Körpergewicht und Tag angegeben. Für alle, die sich die persönlich vertretbare Menge genau ausrechnen wollen und eine Feinwaage besitzen: Frischer Waldmeister enthält bis zu 1,5 Prozent Cumarin. Zusammenfassend kann man sagen, dass ein gelegentlicher Genuss von Waldmeisterprodukten unbedenklich, der exzessive Konsum von (Cassia-)Zimtsternen in der Weihnachtszeit aber durchaus kritisch zu betrachten ist.

Waldluftbaden

Schönheit sehen

Als Ästhetik-Affekt-Theorie wird ein uns allen wohlvertrauter Umstand auf wissenschaftlicher Ebene erklärt. Es ist bekannt, dass Dinge, die unseren Sinn für Schönheit ansprechen, positive Gefühle in uns auslösen - noch bevor wir aktiv darüber nachdenken. Dies kann Musik, ein Teller mit saftig-roten Erdbeeren oder eine mit Waldmeister übersäte Lichtung sein. Gewisse Bilder und Wahrnehmungen führen zu - meist unbewussten - Reaktionen im Stammhirn. Wir spüren den positiven Effekt einfach als ein warmes Hochgefühl. Stimmungslagen haben wiederum direkten Einfluss auf die Selbstheilungskraft. So gesehen ist es sinnvoll, sich mit Dingen zu umgeben, die dem eigenen Sinn von Ästhetik entsprechen und in weiterer Folge auch wieder ein Gespür dafür zu entwickeln, in unserer so schnelllebigen Zeit Schönheit bewusst zu sehen.

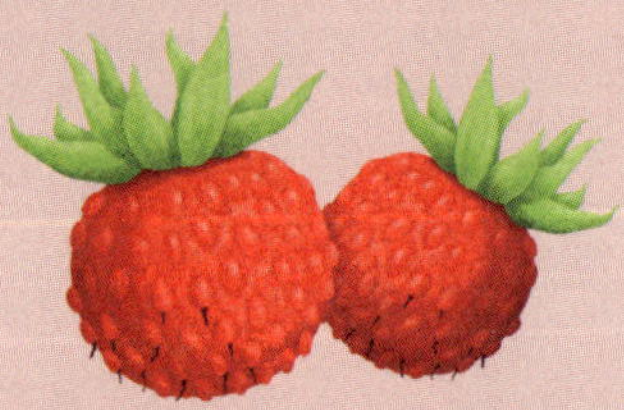

Wer im Wald unterwegs ist, kann sich zunächst einmal nur still an einen einladenden Ort setzen und einzelne Pflanzen in all ihren Details betrachten oder das gesamte Bild des Ausblicks in sich aufnehmen. Ein neugieriges Streifen durch den Wald lässt auf diese Weise viel Schönes und Wunderbares entdecken. Einen Schmetterling, der den Weg entlanggaukelt oder eine ganz besondere Lichtstimmung: Sinn für Schönheit als Schlüssel zu einer besseren Gesundheit.

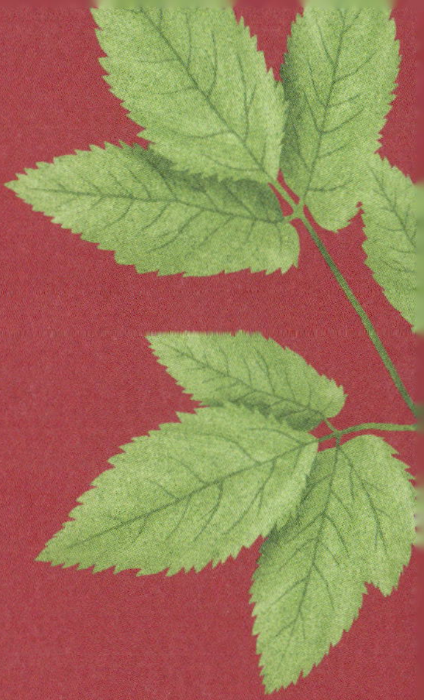

Heilpflanzen im

Sommer

Gewitter und schwüle, dampfende Wälder, letzte kühle Tage und erste hochsommerliche Phasen – der Frühsommer hat viele Gesichter. Zur Sommersonnenwende in der Abenddämmerung, am Waldrand in einem Meer aus Glühwürmchen stehen und fühlen, wie das Herz verzaubert schneller schlägt. Wieder Kind werden und mit den Lichtern zu tanzen beginnen.

Mit zunehmendem Sommer kommen irgendwann dann auch die erste Hitzewelle und die Stechmücken. So wird der Wald, wenn überhaupt, auf Schwammerljagd nur mit Insektenschutz betreten.

Irgendwie scheint alles etwas langsamer zu laufen – der Elan reicht oftmals nur bis zur Hängematte. Es sind vor allem die lauen Abende, die wir nun genießen, bevor im August die leise anklopfende Wehmut des schwindenden Sommers zum Einkochen und Trocknen einlädt. Sich für die kalte Zeit vorzubereiten, das Vorratslager mit Kräutern, Gemüse, Obst und Holz zu füllen ist die Befriedigung eines tiefen und alten Bedürfnisses.

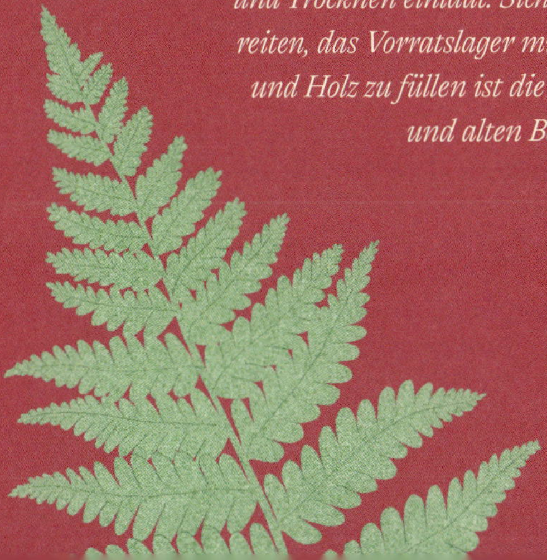

Pinus sylvestris

Kiefernzapfen

Wirkung	Qualität	Sammelzeit
Schleimlösend, keimtötend, durchblutungsfördernd	Strukturiert, selbstbewusst	Juni

VERWENDUNG

Die grünen Zapfen der Kiefer werden vorzugsweise im Juni geerntet, wenn sie sich mit einem Messer noch ohne Probleme zerschneiden lassen. Ab Juli beginnen sie in der Regel zu verholzen und können, bereits etwas herber im Geschmack, nur noch mit einem Küchenbeil zerkleinert werden. Zubereitungen aus den jungen Zapfen wirken positiv bei Bronchialerkrankungen und nervösen Herzbeschwerden.

SAMMELTIPP

An Waldrändern hängen die oftmals schwer zu erreichenden Kiefernäste ab und zu auch bis in Sammelhöhe.

Manchmal kann es vorkommen, dass man auch an jungen Kiefernbäumen fündig wird. Da die Zapfen immer etwas harzig sind, nehme ich für den Heimtransport eine kleine Papiertüte mit.

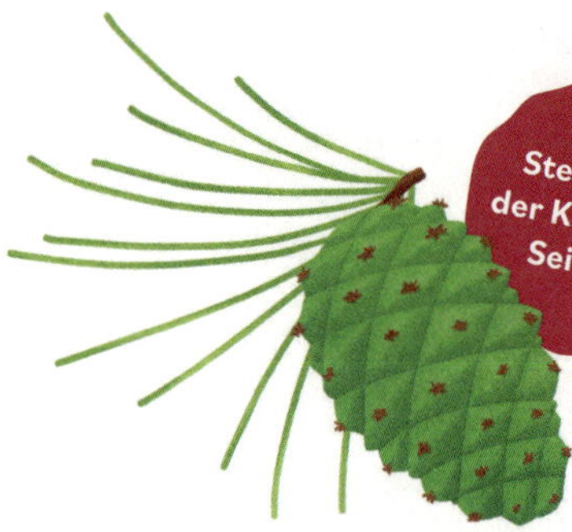

Steckbrief der Kiefer auf Seite 61

Kiefernzapfenlikör

Zur Stärkung des Herzens. Kiefernzapfenlikör hat ein herrliches Waldaroma, das an Zirbenschnaps erinnert.

2 l Kornschnaps (mind. 38 % Vol.)
300–500 g Kandiszucker
5–6 noch grüne Zapfen der Waldkiefer

Die gewaschenen und abgetrockneten Kiefernzapfen mit einem Keramikmesser aufschneiden und in ein Ansatzgefäß geben. Kandiszucker beigeben und mit Kornschnaps aufgießen.

Diese Mischung bei Zimmertemperatur an einem hellen Ort 3 Wochen stehen lassen und gelegentlich aufschütteln.

Danach den Likör durch einen Kaffeefilter abseihen und abschmecken. Es empfiehlt sich, den Kiefernzapfenlikör zur Reifung noch 3 Monate an einem dunklen und kühlen Ort nachziehen zu lassen.

Sambucus nigra

Holunderblüten

Wirkung	Qualität	Sammelzeit
Entzündungshemmend, anregend, schweißtreibend, schleimlösend	Segnend, wohlwollend	Mai bis Juli

VERWENDUNG

Die zarten, weißen Blüten des schwarzen Holunders erscheinen bei uns meist Ende Mai bis in den Juli hinein. Sie werden erst dann geerntet, wenn sie voll aufgeblüht die Waldwege säumen und intensiv zu duften beginnen.

Da die Blüten sehr witterungsempfindlich sind, kann der genaue Erntezeitpunkt immer etwas variieren und sich je nach Wetterbedingungen deutlich verschieben. Bei anhaltendem Regenwetter ist die Ernte oft nur auf ein kleines Zeitfenster beschränkt. Starker Wind und peitschender Regen machen die Blütenpracht schnell zunichte.

Bekannt sind Holunderblüten in der Volksmedizin vor allem als sehr verlässliches Mittel bei allen Infekten der oberen Atemwege. Bei Schnupfen, aber auch Husten und leichten Schmerzzuständen können Zubereitungen vom Holunder Linderung verschaffen. Als besondere Inhaltsstoffe sind ätherische Öle und Flavonoide erforscht.

Holunderzubereitungen wirken vor allem bei Personen, die den Strauch und seinen besonderen Duft als angenehm empfinden. Die Blüten dienen nicht nur klassischen Heilzwecken, sondern können auch vielfach in der Küche verwendet werden – ob als Dekoration für Süßspeisen (sie dürfen im Gegensatz zu den Blättern und Beeren auch roh genossen werden), als sinnlicher Likör in Kombination mit Walderdbeeren oder als Sirup, der in den letzten Jahren einen richtiggehenden Hype erlebt hat.

Steckbrief des Holunders auf Seite 75

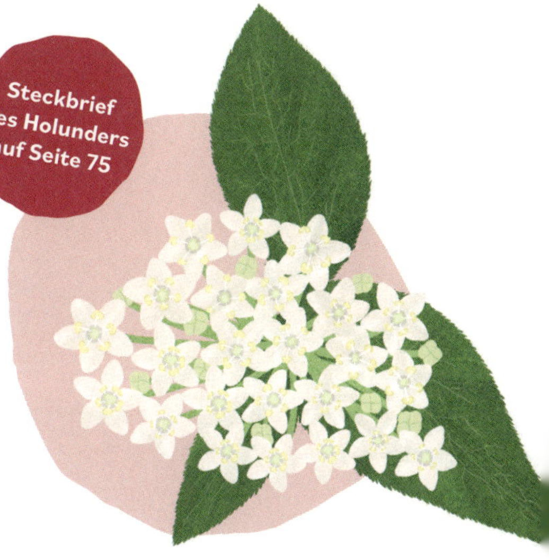

SAMMELTIPP

Bei einer ausgedehnteren Wanderung gehe ich von Holunderbusch zu Holunderbusch und nehme nur so viel, wie ich tatsächlich brauche. Nur die schönsten Blüten kommen mit nach Hause und werden bereits beim Pflücken auf Läuse kontrolliert. Ein Teil wird immer sofort auf Trocknungsrahmen ausgelegt, ein weiterer Teil für eine Tinktur aussortiert und der Rest wartet in der Küche auf seine süße Zukunft.

Worauf ich gern an dieser Stelle hinweisen möchte: Beim Trocknen entwickelt der Holunder kurzfristig einen eher unangenehmen Duft, der mich persönlich an die Duftmarken eines Katers erinnert. In Schlaf- und Wohnräumen kann dies die ersten zwei Tage schon einmal etwas unangenehm werden.

Tee

2 TL getrocknete oder frische Holunderblüten
250 ml Wasser

Holunderblüten mit kochendem Wasser übergießen, 10 Minuten ziehen lassen und abseihen. 3 Tassen am Tag sind ausreichend.

Holunderwundertropfen

Stärken die Immunabwehr und können so manchen Infekt noch im Vorfeld verhindern.

4–6 mittelgroße, saubere Holunderblüten
ca. 200 ml Kornschnaps (mind. 38 % Vol.)

Die Holunderblüten in ein Schraubglas (ca. 220 ml) legen und mit dem Kornschnaps bis zum Rand aufgießen. Den Ansatz 6 Wochen im Halbschatten bei Zimmertemperatur stehen lassen und täglich aufschütteln bzw. das Glas umdrehen.

Wenn die Blüten nicht ganz mit Alkohol bedeckt sind, wird der Ansatz leicht bräunlich, ist aber ebenso wirksam wie die klare Tinktur und braucht deswegen nicht weggeworfen werden. Wird der Ansatz nicht regelmäßig geschüttelt und ragen Blüten über den Flüssigkeitsspiegel hinaus, kann es zu Schimmelbildung und üblem Geruch kommen. Ein solcher Ansatz kann nicht mehr verwendet werden.

Nach den 6 Wochen die Tinktur durch einen Kaffeefilter seihen und in Pipettenfläschchen (Braun- oder Violettglas) abfüllen und etikettieren. Dunkel und kühl gelagert halten diese Tropfen mehrere Jahre.

Bei beginnender Erkältung oder Schnupfen nimmt man bis zu 3 x täglich 15 Tropfen direkt auf die Zunge oder in einem Glas mit Wasser verdünnt ein.

Tilia cordata

Linde

Wirkung	Qualität	Sammelzeit
Beruhigend, krampflösend, schweißtreibend, hustenlindernd	Freundlich, mitfühlend, kommunikativ	Juni bis Juli

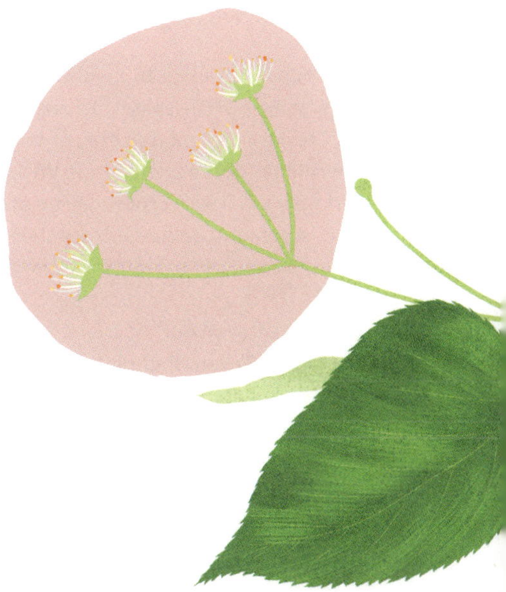

In früheren Zeiten war die Dorflinde wichtigster Ort des Informationsaustausches, Zentrum der Rechtssprechung, aber auch Mittelpunkt von Festen und Feierlichkeiten. Es braucht an die 300 Jahre, bis aus einem Lindenschössling ein wirklich stattlicher Baum geworden ist. Man sagt, die Linde käme 300 Jahre, bliebe 300 Jahre und ginge 300 Jahre, sie kann also unglaubliche 900 Jahre überdauern.

Die Linde ist mit ihren deutlich herzförmigen Blättern auch für den Laien leicht bestimmbar. Der Unterschied zwischen Winter- und Sommerlinde ist dabei zweitrangig, da beide Arten dieselben Inhaltsstoffe haben. Leider sind Linden in unseren Wäldern selten geworden und finden sich eher in Parkanlagen, Gärten und Alleen.

Sowohl Sommer- als auch Winterlinde sind sommergrüne Bäume mit pyramidenförmiger Krone. Als einheimische Gehölze haben beide Arten etwas unterschiedliche Ansprüche an den Standort: Zur Familie der Malvengewächse gehörend kommen sie grundsätzlich mit dem Klima in Mitteleuropa gut zurecht, die Winterlinde mit ihren glatten, glänzenden Blättern verträgt jedoch auch lufttrockene Lagen und ist winterhärter als die mit flaumig behaartem Laub bestückte Sommerlinde, weil Letztere früher austreibt.

Verwendet werden vor allem die relativ kleinen Blüten, die von einem grünen Hüllblatt beschirmt werden. Die Farbe der Kronblätter ist weiß-grünlich mit einem Strahlenkranz aus gelben Staubblättern. Die Rinde ist in der Jugend noch grau und glatt, beginnt dann aber zunehmend furchig zu werden.

VERWENDUNG

Die Blüten zeigen sich erst von Juni bis Juli und werden als wohlbekannter Lindenblütentee in Apotheken und Drogerien angeboten. Er wirkt gegen Erkältungssymptome. Ob Husten, Schnupfen, Fieber, Hals- und Ohrenschmerzen oder ein verräterisches Frösteln - Lindenblüten sind ein probates Mittel und auch für Kinder gut geeignet. Sie enthalten unter anderem ätherische Öle, Flavonoide, Schleim- und Gerbstoffe. Da sich die Wirkstoffe nach einem Jahr zum Teil verringern, sollte man jedes Jahr einen neuen Vorrat anlegen. Frische Lindenblüten können in der Wasserkaraffe zum Aromatisieren und natürlich auch in der Küche für süße Experimente verwendet werden. Die Blüten sind auch roh genießbar.

Der herrliche Duft eines blühenden Lindenbaumes ist dem ätherischen Öl Farnesol zuzuschreiben, das auf den Körper vor allem eine beruhigende, ausgleichende Wirkung hat. Da darf man sich beim Ernten gerne etwas länger Zeit lassen und genussvoll durchatmen.

SAMMELTIPP

Gesammelt werden nur die frisch aufgeblühten Blüten mitsamt dem Hochblatt. Die Blütezeit umfasst ein kurzes Zeitfenster, das von der Witterung und jeder einzelnen Lindenpersönlichkeit abhängt. So empfiehlt es sich, von Ende Juni bis Anfang Juli regelmäßig Ausschau zu halten. Nach einigen trockenen Sonnentagen bzw. vor einem neuerlichen Wetterumschwung geht es an die Ernte. Weil in einem blühenden Lindenbaum auch reges Bienentreiben herrscht, ist eine gewisse Achtsamkeit bei der Ernte im eigenen Interesse.

TIPP · TIPP · TIPP ·

Die Lindenblüten des letzten Jahres, so wie auch alle anderen Kräuter, die durch neues Sammelgut ersetzt werden, können am Lagerfeuer verräuchert werden. Auf die Glut gelegt, entfalten sie auf diese Art nochmals ihre Qualitäten und können auf seelischer Ebene Gutes tun. Ein bewusstes Verräuchern ist für mich auch ein Zeichen der Wertschätzung gegenüber den Geschenken der Natur.

Tee

2 TL getrocknete Lindenblüten
250 ml Wasser

Lindenblüten mit kochendem Wasser übergießen, 5 Minuten ziehen lassen und abseihen. Am Tag können 2–3 Tassen getrunken werden.

Bei Erkältungssymptomen passen die Lindenblüten gut in eine Mischung mit Holunder- und Schlüsselblumenblüten. Mit Honig gesüßt, wird dieser Tee meist auch von Kindern gerne getrunken.

Aegopodium podagraria

Giersch

Wirkung	Qualität	Sammelzeit
Stoffwechselanregend, entzündungshemmend, harntreibend	Zuversichtlich, hartnäckig, unabhängig	März bis Oktober

Der Giersch war vor allem im Mittelalter eine sehr geschätzte Pflanze und wurde auch in Klostergärten kultiviert. Er rückt erst neuerdings wieder langsam in den Mittelpunkt des Interesses, und die unscheinbare Pflanze etabliert sich zunehmend zum hippen »Basenkraut«. Giersch hat viele verschiedene Namen und manche mögen ihn vielleicht unter »Erdholler« oder »Zipperleinkraut« kennen. Der botanische Name bezieht sich auf das griechische »podagra«, das so viel wie »Gicht« bedeutet, ein Hinweis auf die Anwendung des Gierschs in der Volksmedizin. Das petersilienartige Aroma der Pflanze ist oftmals auch Basis vieler Kräuterlimonaden. Giersch ist praktischerweise nicht zimperlich und lässt sich leicht ansiedeln – zum Leidwesen vieler Gartenliebhaber, denn mit seinen tiefreichenden Wurzelausläufern breitet er sich schnell aus und behauptet hartnäckig einmal erobertes Territorium. Glücklich ist, wer ihn als heilkräftige Pflanze und nicht als lästiges Unkraut betrachten kann.

Giersch wächst häufig an nährstoffreichen, feuchten Waldrändern, unter Haselsträuchern und in Hecken. Besonders in Auwäldern wird man im lichten Unterholz schnell fündig. Sehr häufig wächst Giersch auch unter Johannisbeersträuchern und alten Birnbäumen, wo er sich gern großflächig ausbreitet.

Die Blätter erkennt man an dem leicht dreieckigen Stiel und dem jeweils dreigeteilten Fiederblatt. Ein ausgewachsenes Gierschblatt besteht in der Regel aus neun Einzelblättern. Die Blüte ist eine weiße, klassische Doldenblüte und erscheint ab Juni.

Aufgrund giftiger Vertreter in dieser Familie und einer eventuellen Verwechslung mit jungem Holunder empfiehlt sich eine sehr genaue Bestimmung und eine achtsame Ernte.

VERWENDUNG

Die Blätter kann man beinahe das ganze Jahr über sammeln. Sie erscheinen oft schon im März und können bis in den Spätherbst hinein geerntet werden. Das ist auch gut so, denn kein anderes Kraut kann die Küche auf so gesunde, nachhaltige Weise bereichern. Die Blätter sind sehr reich an Vitaminen, Proteinen und Mineralstoffen und können überall dort eingesetzt werden, wo wir sonst Petersilie verwenden würden. Es besteht kaum ein geschmacklicher Unterschied, und Giersch kann im Gegensatz zur Petersilie auch in der Schwangerschaft bedenkenlos verzehrt werden.

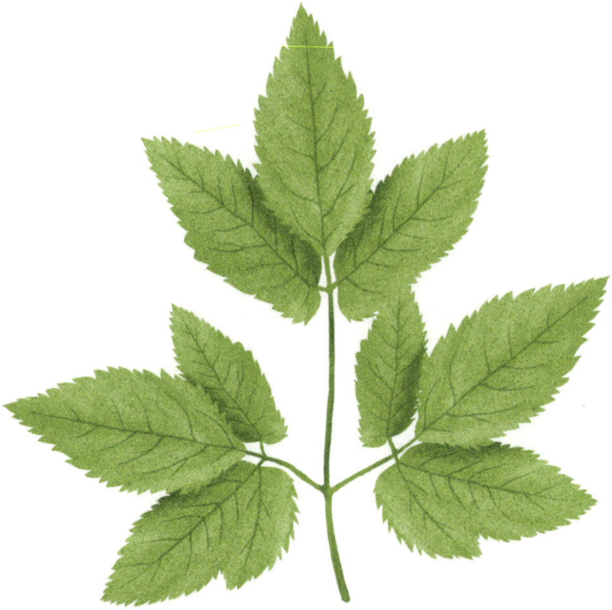

Weil der Giersch roh wie auch gekocht als Wildgemüse oder würzendes Kraut schmeckt, erübrigt sich eine Zubereitung als Tinktur oder Ähnliches.

In der Volksmedizin liegen seine Anwendungsgebiete bei Gicht und Rheuma. Tatsächlich lassen sich altersbedingte Schmerzen des Bewegungsapparates durch einen regelmäßigen Verzehr von Giersch deutlich mindern. Giersch wirkt außerdem anregend auf den Stoffwechsel und positiv bei Übersäuerung, einer zunehmenden Zivilisationskrankheit.

SAMMELTIPP

Werden Plätze mit Giersch regelmäßig abgemäht oder abgeerntet, entwickeln sich das ganze Jahr über immer wieder neue, zarte Blätter. Von blühenden Exemplaren werden die Blätter zunehmend grobfasriger und wirkstoffärmer und dürfen den Schnecken als Lieblingsfutter überlassen werden.

Als Linderung nach Insektenstichen sind vor allem Spitzwegerichblätter bekannt. Es gibt aber auch Alternativen, wie zum Beispiel den Giersch. Werden die frisch gepflückten Blätter zerdrückt, sodass der Pflanzensaft austritt, und auf die Einstichstelle gelegt, wirken auch diese abschwellend. Auch bei der äußeren Anwendung bedarf es einer hundertprozentig sicheren Pflanzenbestimmung!

Tee

2 EL frische, zerkleinerte Gierschblätter
250 ml Wasser

Gierschblätter mit heißem Wasser übergießen und 5 Minuten ziehen lassen, abseihen. Es können 3 Tassen am Tag getrunken werden.

Walddudler

Mit viermal so viel Vitamin C wie Zitronen und 13-mal mehr Mineralstoffen als der hochgelobte Grünkohl kann der Walddudler Körperfunktionen ankurbeln und zugleich den Durst löschen.

1 Bund Gierschblätter
1,5 l Apfelsaft
1 unbehandelte Zitrone

Die frischen Gierschblätter kurz unter fließendem Wasser waschen, trockenschütteln und mit einer Schnur an den Stängeln bündeln. Die Blätter etwas quetschen und dann kopfüber in eine Glaskaraffe mit Apfelsaft hängen.

Die Zitrone in Scheiben schneiden und beifügen. Es dauert mindestens 3 Stunden, bis das Aroma und die Wirkstoffe des Giersches in den Saft übergegangen sind.

Mit Mineralwasser aufgegossen ist diese Limonade ein herrlicher Durstlöscher. Wahlweise können zum Giersch in kleinen Mengen auch noch andere Kräuter hinzugefügt werden, beispielsweise Brennnessel, blühender Frauenmantel, Pfefferminze etc.

Anstatt des Apfelsaftes kann natürlich auch Wasser oder Birnensaft verwendet werden.

Equisetum sylvaticum

Wald-Schachtelhalm

Wirkung	Qualität	Sammelzeit
Harntreibend, gewebefestigend, entzündungshemmend	Praktisch veranlagt, unkompliziert, wissend	Juni bis Juli

In der Wirkung identisch mit Wald-Schachtelhalm ist der als Zinnkraut besser bekannte Acker-Schachtelhalm. Beide Arten zählen mit ca. 400 Millionen Jahren zu den ältesten Pflanzen der Erde.

Leider gibt es bei Schachtelhalm nach wie vor viele Unklarheiten und Anwendungsängste, die zum Teil auf sehr widersprüchlichen Aussagen in der Literatur fußen. Doch auch hier gilt die alte Paracelsusregel: Die Dosis macht das Gift. Denn bei gelegentlichem Konsum braucht man keine Bedenken zu haben und kann das alte Wissen um dieses Kraut wirken lassen. So wie es im Grunde genommen auf so gut wie alle Heilpflanzen zutrifft.

Der Wald-Schachtelhalm findet sich häufig an feuchten Waldrändern, bevorzugt in Gesellschaft von Fichten verwandelt er so manchen Waldboden in ein feingliedriges, kniehohes Meer. Acker-Schachtelhalm findet man hingegen häufig auf lehmigen Böden und auf Ruderalflächen, wo er sich dank seiner tiefen Wurzelausläufer schnell ausbreitet. Typisch für Schachtelhalme wie für alle Pflanzen dieser Gattung ist, dass sie wie ein Steckkastensystem zusammengebaut scheinen. Entlang eines Stiels stehen in Quirlen zusammengeschachtelte Seitenäste ab.

Um den Wald-Schachtelhalm vom giftigen Sumpf-Schachtelhalm zu unterscheiden, entfernt man an einem solchen Quirl bis auf das letzte Segment alle weiteren. Wird dieses an den Stängel gedrückt und es überragt die schwarze Markierung der Stängelscheide, ist man auf der sicheren Seite. Ein weiteres gutes Unterscheidungsmerkmal ist der Querschnitt des Stängels, der beim Sumpf-Schachtelhalm an ein Wagenrad erinnert, wobei bei den unbedenklichen Arten eine deutliche mittige Röhre erkennbar ist.

Der Habitus des Wald-Schachtelhalms wirkt immer etwas luftig, wie kleine Bäumchen mit zahlreichen, bogig überhängenden Ästen – beim Sumpf-Schachtelhalm stehen die Äste in der Regel aufrecht vom Stängel ab. Die Triebe mit braunen Sporenbehältern an den Spitzen sind die fertilen Sprossen und allen Arten gemeinsam.

Sumpf-Schachtelhalm ist erst ab einem regelmäßigen Konsum gesundheitsschädlich, da er mit einem speziellen Enzym, der Thiaminase, Vitamin B1 abbaut und deshalb vor allem Weidetieren auf Dauer gefährlich werden kann.

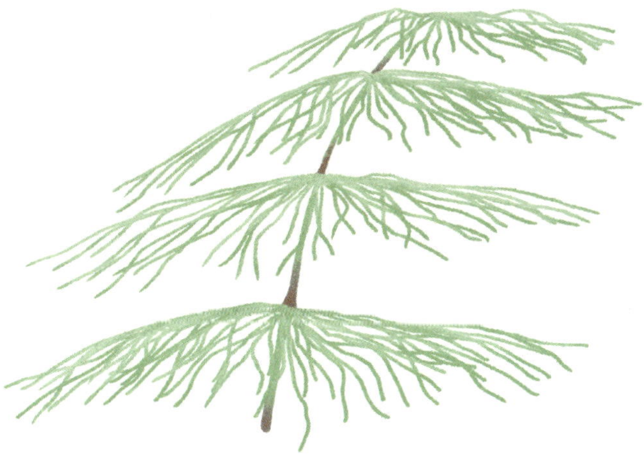

Tee

1 TL Schachtelhalm
250 ml Wasser

Schachtelhalm ca. 10 Minuten im Wasser kochen und für 15 Minuten ziehen lassen.
Es können 2–3 Tassen am Tag getrunken werden. Bei der äußerlichen Anwendung des Absuds das Kraut mindestens für 30 Minuten kochen.

Schachtelhalmauflage

Kräuterwirkung über Fußreflexzonen – eine Wohltat bei beginnenden Erkältungen. Die Mischung macht aber auch unliebsame Hühneraugen geschmeidiger und vermindert dadurch Schmerzen.

1 Handvoll Wald-Schachtelhalm
1 EL Brennnesselsamen
1 EL Honig
etwas Wasser

Den Schachtelhalm mit wenig warmem Wasser, Brennnesselsamen und Honig gut verrühren.

Die Masse leicht ausdrücken, auf zwei kleine Leinentücher geben und die Kräuterseite direkt auf die Fußsohle legen. Die Auflage mit einer Bandage fixieren, einen Wollsocken darüberziehen und über Nacht am Fuß behalten. Wird der Wickel unangenehm, sollte er entfernt werden.

Die Fußsohlen fühlen sich danach weich und angenehm an.

TIPP · TIPP · TIPP ·

Ich setze jedes Jahr etwas Schachtelhalmtinktur an, wobei ich das ganze Kraut in einem Schraubglas mit hochprozentigem Kornschnaps übergieße und gut verschlossen 6 Wochen an einem halbschattigen Ort stehen lasse.

Der Familientradition folgend wird dazu nur der in Wäldern wachsende Wald-Schachtelhalm geerntet. Die Tinktur ist in kleinen Mengen eine Zutat meiner »Hau(p)tguat«-Salbe, einer universellen Heilsalbe für die Familie, die von meiner Großmutter erstmals hergestellt wurde und jedes Jahr auf die persönlichen Bedürfnisse abgestimmt wird.

Für mich ist es wichtig, das Salbenkochen nicht nur so nebenbei zu erledigen. Klassischerweise bereite ich diese besondere Salbe mit viel Liebe und Hingabe jedes Jahr zum Februar-Vollmond zu. Ab Sommer bis in den Winter hinein gilt es, die Kräuter zu sammeln und in Öl bzw. Kornschnaps ausziehen zu lassen.

VERWENDUNG

Wald-Schachtelhalm wird von Juni bis Juli gesammelt. Das Kraut hat einen relativ hohen Kieselsäureanteil von sieben Prozent, der durch kochendes Wasser oder – geringfügiger – durch Alkohol herausgelöst werden kann.

Als Tee konsumiert, wird dem Kraut in der Volksmedizin eine blutstillende Wirkung zugeschrieben, es verhilft aber vor allem zu einem guten Aussehen – zumindest dort, wo glänzende Haare, gesunde Nägel und ein gutes Hautbild die Schönheit unterstreichen.

Abgesehen von der Kräftigung des Bindegewebes ist Wald-Schachtelhalm oder auch das klassische Zinnkraut in allen Blasenteemischungen wichtig, die harntreibende Wirkung wurde sogar wissenschaftlich bestätigt. Um ein gutes ausleitendes Ergebnis erzielen zu können, sollte die tägliche Trinkmenge zusätzlich erhöht werden.

Äußerlich haben sich Zinnkrautumschläge oder das Auftragen einer Tinktur auch bei Nagelbettentzündungen bewährt.

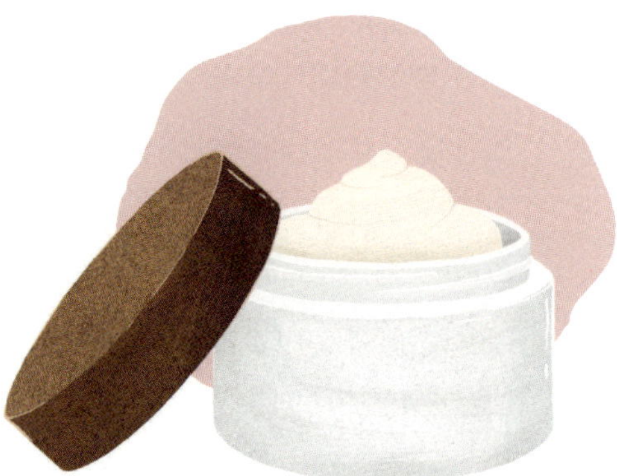

»Hau(p)tguat-Salbe«

Eine universelle Heilsalbe für die ganze Familie bei Hautproblemen aller Art, Hämorriden und Nagelbettentzündungen.

80 g Cera Lanae (ungebleichtes Wollwachs, Lanolin – in der Apotheke erhältlich)
1 l Olivenölauszüge von verschiedenen Kräutern (siehe »Special« S. 58)
1 EL Tinktur von verschiedenen Kräutern (siehe »Special« S. 58)
35 g Bienenwachs

In einem Emaille-Topf das Cera Lanae bei mittlerer Hitze schmelzen, unter meditativem Rühren die Olivenölansätze und die Tinkturen einrühren.

Das Bienenwachs im Wasserbad schmelzen. Sind flüssiges Wachs und Salbe annähernd auf selber Temperatur, können sie vermischt werden. Beim Abkühlen die Salbe weiterrühren, bis sie etwas dickflüssiger wird.

Vor dem Abfüllen können nach Belieben wenige Tropfen ätherisches Öl oder einige Propolistropfen untergerührt werden.

Nun die Salbe in vorbereitete Schraubgläschen füllen. Nach dem Auskühlen gut verschließen, etikettieren, kühl und dunkel lagern. Die Salbe ist in der Regel mehrere Jahre haltbar.

Bei der Auswahl der Kräuter nimmt man vorzugsweise jene, die in näherer Umgebung wachsen, denn sie sind meist die richtigen Begleiter.

Weil man eine etwaige Keimbelastung nicht ausschließen kann, soll die Salbe sicherheitshalber nicht bei offenen Wunden angewendet werden.

Der Anteil an Johanniskraut sollte bei Verwendung im Gesicht sehr gering gehalten werden, denn das Kraut macht die Haut sensibler gegenüber Sonneneinstrahlung. Zum Teil wirkt die Zugabe von Kastanientinktur diesem Effekt entgegen.

TIPP · TIPP · TIPP ·

Cera Lanae oder Wollwachs hat eine reizlindernde sowie wundheilende Wirkung.

Die Wirkung von Olivenölauszügen und Tinkturen

Bezeichnung	Wirkung
Blühendes Storchenschnabelkraut (Geranium robertianum)	bei Ekzemen
Blühendes Erdrauchkraut (Fumaria officinalis)	bei Ekzemen
Blühendes Pfefferminzkraut (Mentha)	kühlend, schmerzlindernd
Breitwegerichblätter (Plantago major)	antibiotisch
Blühendes Ehrenpreiskraut (Veronica officinalis)	gegen Juckreiz
Schafgarbenblüten (Achillea millefolium)	wundheilend, entzündungshemmend
Nachtkerzenblüten (Oenothera biennis)	hautverwöhnend, bei Neurodermitis
Vogelmierenkraut (Stellaria media)	hautverwöhnend, bei Neurodermitis
Johanniskrautblüten (Hypericum perforatum)	entzündungshemmend, bei Verbrennungen
Gänseblümchenblüten (Bellis perennis)	schmerzlindernd, bei Akne
Braunwurzwurzel (Scrophularia nodosa)	bei Hautveränderungen im Gesicht
Lavendelblüten (Lavandula angustifolia)	bei Verbrennungen, hautberuhigend
Ringelblumenblüten (Calendula officinalis)	wundheilend, bei Verbrennungen
Apfelrosenblüten (Rosa villosa)	hautverwöhnend
Blühendes Heil-Ziestkraut (Stachys officinalis)	wundheilend
Blühendes Gundelrebenkraut (Glechoma hederacea)	bei Verbrennungen, entzündungshemmend
Blühendes Zimbelkraut (Cymbalaria muralis)	entzündungshemmend
Blühendes Quendelkraut (Thymus serpyllum)	desinfizierend, gegen juckende, rissige Haut
Eichenmoos (Evernia prunastri)	antibiotisch, gegen Schuppenbildung

Bezeichnung	Wirkung
Kastanienblüten/-blätter/-rinde (Aesculus hippocastanum)	Sonnenschutz, bindegewebsstärkend
Schachtelhalmkraut (Equisetum sylvatica)	bindegewebsstärkend, schmerzlindernd
Brennnesselwurzel (Urtica dioica)	durchblutungsfördernd, für eine schöne Haut
Blühendes Augentrostkraut (Euphrasia officinalis)	gegen Hautreizungen durch Witterungseinflüsse

Cantharellus cibarius

Pfifferling

Wirkung	Qualität	Sammelzeit
Immunsystemstärkend, antiparasitär, Sehkraft verbessernd	Keck, gesellig, präsent	Juni bis Oktober

Der pfeffrig schmeckende Pilz, der seiner dottergelben Farbe wegen in Österreich »Eierschwammerl« genannt wird, ist meist auch Laien gut bekannt. Beliebt ob seiner Eigenschaft, selten madig zu sein und zuverlässig jedes Jahr auf denselben Plätzen vorzukommen, ist er neben dem Steinpilz am häufigsten in den Körben der Pilzsammler zu finden.

Die durch die maschinelle Waldarbeit stark verdichteten Böden sowie die zunehmende Umweltverschmutzung sind mit ein Grund dafür, dass der Pfifferling in den Wäldern Deutschlands, aber auch Österreichs immer seltener wird. Gewerbliches Sammeln ist daher verboten. Das Angebot in Supermärkten kommt in der Regel aus Osteuropa.

Die kleinen gelben Pilze sind leicht bestimmbar und höchstens mit dem orangefarbenen Falschen Pfifferling (Hygrophoropsis aurantiaca) zu verwechseln. Ein Irrtum wird, wenn nur einige Falsche im Korb landen, meist gar nicht bemerkt. Der Falsche Pfifferling, der stets auf oder bei morschem Holz wächst, schmeckt solo genossen nicht besonders gut und kann in größerer Menge Magen-Darm-Beschwerden verursachen. Die »echten« Eierschwammerl wachsen unter Laub- und Nadelbäumen, vor allem unter Fichten und Buchen.

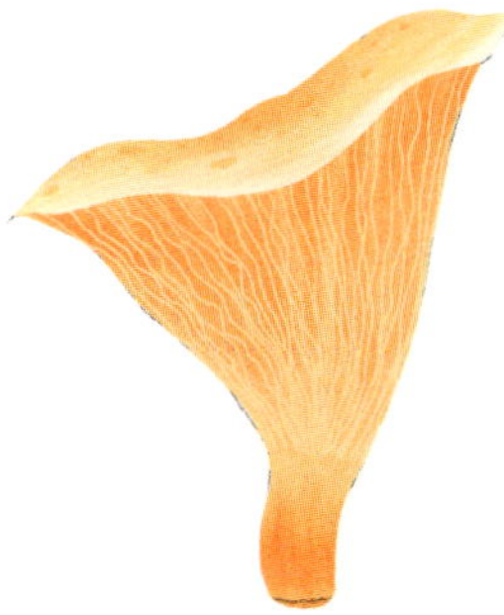

Privatpersonen ist es in Österreich erlaubt, täglich zwei Kilogramm Pilze zu sammeln – vorausgesetzt der Grundstücksbesitzer hat das Sammeln nicht durch ein Verbotsschild untersagt. Einschränkungen gibt es in Kärnten, wo Eierschwammerl wie auch Steinpilze erst ab 15. Juni gesammelt werden dürfen. In Naturschutzgebieten kann das Sammeln untersagt sein, was sich im Internet recherchieren lässt. In Deutschland gilt beim Sammeln von Pilzen nur »eine geringe Menge für den Eigengebrauch« als zulässig, also so viel, wie für die Zubereitung von einer bis zwei Mahlzeiten benötigt wird.

HEILKRAFT

In der TCM wird der Pilz bei Erkrankungen der Augen, insbesondere bei Nachtblindheit eingesetzt. Ebenso soll er eine gute Quelle für Beta-Carotin und Vitamin D sein und die Schleimhäute kräftigen.
In einer Tinktur oder als Pilzpulver eingenommen, soll der kleine Pilz Darmparasiten vertreiben und deutlich immunstärkend wirken – beim Erhitzen werden diese spezifischen Wirkstoffe jedoch zerstört. Bei rohem Verzehr würde ich zu einer gründlichen Reinigung mit Wasser raten. Werden größere Mengen roh gegessen oder wird das Pilzgericht unzureichend erhitzt, kann es zudem zu Magen- und Verdauungsbeschwerden kommen.

TIPP · TIPP · TIPP ·

Für das Bevorraten von Pfifferlingen hat sich vor allem das Trocknen bewährt. Die Pilzstücke werden vor dem Verkochen entweder für mehrere Stunden in Wasser eingeweicht oder zu Pulver vermahlen und als Würze verwendet. Einfrieren endet (ob roh oder blanchiert) hinsichtlich des Geschmacks meist in einer Enttäuschung. Vor allem bei unliebsamen Temperaturschwankungen im Gefriergerät kann das Aroma schnell bitter ausfallen.

Tee

1 TL getrocknete und zermahlene Pfifferlinge
150 ml Wasser

Pilzpulver in kaltes, zuvor abgekochtes Wasser einrühren und 1 Stunde stehen lassen. Nochmals gut umrühren. Man nimmt dieses Pilzwasser 1 x täglich für 20 Tage vor den Mahlzeiten ein.

Eierschwammerlgröstl

Ein gesunder Waldgenuss dank wertvoller Vitamine und Mineralstoffe.

Für 3–4 Portionen
2 Handvoll Pfifferlinge
1 Knoblauchzehe
1 kleiner Bund Quendel oder Thymian, Giersch …
200 g Speck
6 mittelgroße Kartoffeln
Salz
Pfeffer
1 KL Gemüsebrühepulver

Die Pilze reinigen (je nach Vorliebe nur mit dem Pinsel oder kurz unter fließendem Wasser) und in mundgerechte Stücke schneiden.

Knoblauch und Kräuter fein hacken, Speck in Streifen oder Würfel schneiden, Kartoffeln schälen und klein würfeln.

Den Speck in einer beschichteten Pfanne auslassen, Knoblauch, Pilze, Kartoffeln beigeben und bei mittlerer Hitze unter mehrmaligem Umrühren weiterrösten. Salzen, pfeffern und mit Gemüsebrühe würzen.

Je nach Fettgehalt des Specks und des Wassergehalts der restlichen Zutaten kann es nötig sein, etwas Wasser anzugießen, bis die Kartoffelwürfel gar sind.

Das Gröstl mit den Kräutern und den Gewürzen abschmecken und nochmals kurz trocken rösten.

Pinus sylvestris

Kiefer

Wirkung	Qualität	Sammelzeit
Schleimlösend, keimtötend, durchblutungsfördernd	Mitfühlend, warm, herzöffnend	Ganzjährig

Die Kiefer hat viele verschiedene Namen: Ob Föhre, Rotföhre oder Waldkiefer, die Bezeichnungen stehen alle für ein und denselben Baum. Der immergrüne Nadelbaum kann bis zu 600 Jahre alt werden und über 40 Meter in den Himmel ragen. Mit ihren Pfahlwurzeln ist die Kiefer gut in der Erde verankert, erreicht auch Wasser in tiefen Erdschichten und hält Stürmen in der Regel gut stand.

Die Kiefer gibt sich auch mit kargen und trockenen Bodenverhältnissen zufrieden und wird in der Natur oftmals von Heidelbeerbüschen und Heidekraut begleitet. Im Waldverbund bildet die Kiefer hohe, astlose Stämme aus, über denen eine halbkugelige Krone ragt. Sie hat im zunehmenden Alter eine braunrötliche Borke, die in großen Schuppen aufreißt.

Die Nadeln der Kiefer werden bis zu sieben Zentimeter lang und sind paarig in einer Nadelscheide zusammengefasst. Die kleinen Zapfen der Kiefer haben ausgereift eine kugelige Form.

VERWENDUNG

Das ausgehärtete Harz der Kiefer ist verräuchert eine Wohltat für die Bronchien, hilft aber auch auf der seelischen Ebene. Bei Herzschmerz und Verbitterung bringt das verräucherte Harz die Gefühle wieder ins Fließen und schenkt Zuversicht. Harzstücke können auch in Salben eingearbeitet werden und erweisen sich dort als wahre Alleskönner. Zur innerlichen Einnahme ist das Harz nicht geeignet.

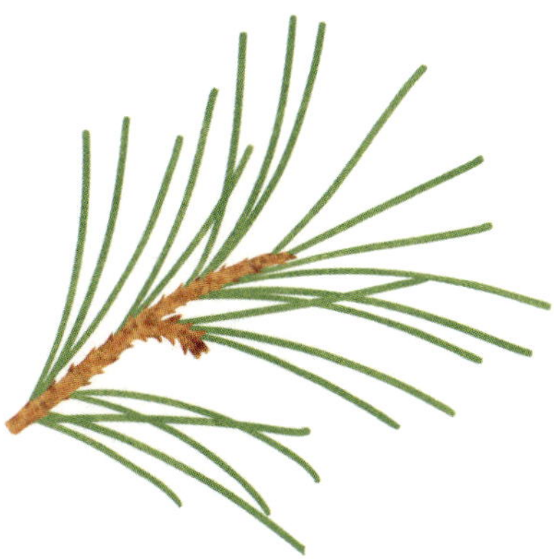

Zugsalbe

80 g Cera Lanae (ungebleichtes Wollwachs, Lanolin - in der Apotheke erhältlich)
500 ml hochwertiges Olivenöl
1 Handvoll trockenes, möglichst sauberes Harz von Kiefer, Fichte und Lärche
1 Handvoll grüne einjährige Holunderäste
je nach Möglichkeit etwas Mistelkraut und/oder Efeublätter und/oder Natternkopf
15 g Bienenwachs

Die Salbe wirkt in dieser Kombination vor allem kühlend, entzündungshemmend und ziehend.

Sie findet Einsatz bei Insektenstichen und Gelenksentzündungen, aber auch bei beginnenden Abszessen und als Brustbalsam bei Husten. Sie darf nicht bei einer bestehenden Terpentinallergie verwendet werden.

Cera Lanae und Olivenöl in einem alten Topf erwärmen. Das Harz zugeben (kann mit weiteren Harzen - Myrrhe oder Weihrauch - ergänzt werden). Bei schwacher Hitze das Harz in der Salbengrundlage weitgehend auflösen.

Das mit einem Keramikmesser geschnittene Holundergrün und Kräuter zugeben und bei geringer Hitze (das Öl darf nicht rauchen) unter häufigem Rühren ausziehen lassen.

Das Bienenwachs im Wasserbad erwärmen. Nach 2–3 Stunden die Salbe mit einem engmaschigen Sieb abseihen und bei selber Temperatur mit dem Bienenwachs vermischen. Flockt das Bienenwachs aus, war die Salbe noch zu kalt und muss nochmals erhitzt werden, bis sich das Wachs aufgelöst hat.

Danach etwas abkühlen lassen und gelegentlich umrühren. Die noch flüssige Salbe in Gläser füllen. Nach dem Etikettieren lichtgeschützt und kühl lagern.

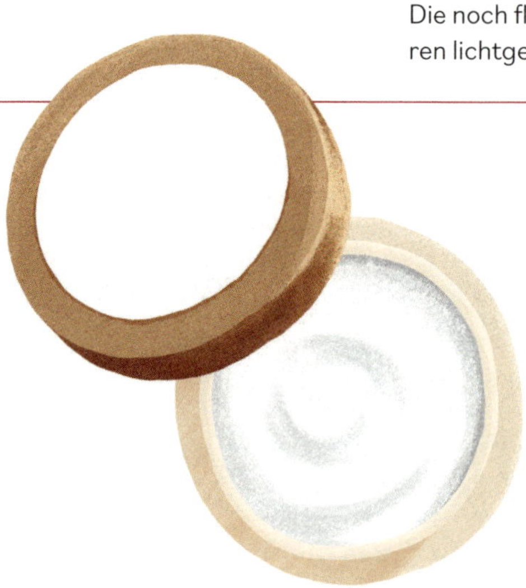

TIPP · TIPP · TIPP

Kiefernharz zu finden, stellt sich deutlich schwieriger dar, als man es bei Fichten gewohnt ist. Meist wird man an Bäumen fündig, die durch Holzarbeiten oder andere mechanische Einwirkung verletzt wurden.

Es wird nur das trockene, gut ausgehärtete Harz gesammelt und in Schraubgläsern dunkel und kühl aufbewahrt.

Zum Harzsammeln braucht es rechtlich das Einverständnis des Waldbesitzers.

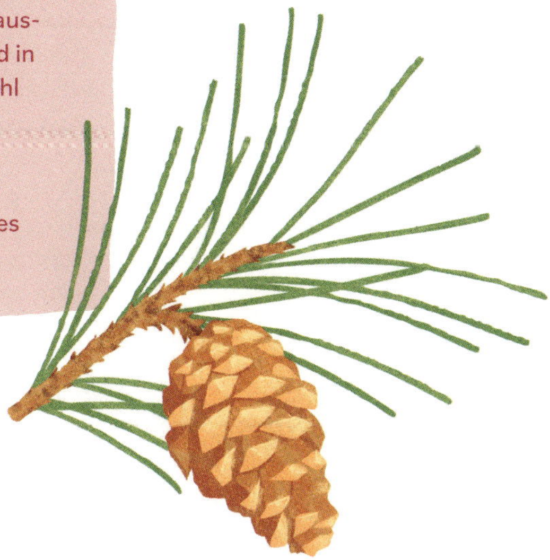

Das Pechölbrennen aus harzreichem Kiefernholz im Mühlviertel (Oberösterreich) zählt mittlerweile zum immateriellen UNESCO-Weltkulturerbe. Es ist die Zeit um die Sommersonnenwende, wenn das sogenannte Heilsam erzeugt wurde und nun oftmals auch wieder wird.

Noch heute zeugen in vielen Gemeinden der Region sogenannte Pechölsteine von dieser Arbeit, deren Ursprung möglicherweise bereits im frühen Mittelalter liegt. Auf leicht geneigten, flachen Steinen wurde die Form eines Blattes eingemeißelt, darauf der Meiler errichtet, der aus pyramidenförmig geschichteten Kiefernscheiten besteht, darüber wurde meist etwas Fichtenreisig gebreitet, und zum Abschluss Grassoden mit der grasbewachsenen Seite nach unten gesetzt.

Wenige Luftlöcher ermöglichen nach dem Entzünden des Meilers ein langsames Glosen. Es dauert an die zwei Stunden, bis sich durch diese trockene Destillation das Pechöl bildet, entlang der Blattadern zum Blattstiel läuft und dort aufgefangen wird. Das schwarze, stark riechende Öl kann in Salben eingearbeitet werden und wird bei Ekzemen und Bronchialleiden verwendet. Es wirkt desinfizierend und heilend. Das pure Heilsam ist jedoch hautreizend und mit Vorsicht zu verwenden.

Waldluftbaden

Heilendes Erden

Die Erde weist einen Elektronenüberschuss auf, der sich äußerst positiv auf unseren Körper auswirkt. Negativ geladene Ionen können bei direktem Körperkontakt freie Radikale in unserem Körper neutralisieren, was nachweislich antioxidativ wirkt. Zu unserem Nachteil sind wir aber zunehmend von der wortwörtlich heilenden Erde und ihrem Energiefeld abgeschnitten. Wir haben uns oftmals selbst der Erdung beraubt – und das ironischerweise als elektromagnetisch funktionierende Wesen. Schuhe mit Gummisohlen, Kleidung mit Kunststoffanteil, isolierende Picknickdecken und gut abgeschirmte Häuser: Trennende Umstände, die uns manchmal sogar krank werden lassen, zu chronischen Entzündungen, Herz-Kreislauf-Erkrankungen und vielem mehr führen können.

Wer den Genuss des Barfußgehens kennt, hat sich die warme Jahreszeit schon lange genug herbeigesehnt und nimmt nun Socken und Schuhe in die Hand, erfühlt hungrig den Waldboden. Nach einer anfänglichen Überwindung, aus dem Schuhwerk zu schlüpfen, und der inneren Genugtuung, sich durch die ersten piksenden Steinchen oder Nadeln auf den Fußsohlen nicht entmutigt haben zu lassen, geht es sich zunehmend leichter. Die Füße wissen eigentlich sehr gut, wohin sie treten können, und man darf vertrauensvoll Schritt vor Schritt setzen. Die herrliche Kühle einer ausgetrockneten Pfütze spüren, den grasigen Mittelstreifen des Waldweges um die Knöchel streichen lassen oder die Wärme von Laub mit den Fußsohlen einfangen. Was viele noch aus Kindheitstagen als das Normalste der Welt kennen, hat einen neudeutschen Ausdruck bekommen: »Earthing« oder »Grounding« sind Synonyme für die heilende Erdung.

Natürlich ist dieses bekannte Phänomen nicht nur auf den Wald, den Sommer oder die Fußsohlen beschränkt und funktioniert genauso gut am Sandstrand oder im Schnee, ist aber im Wald um ein Vielfaches intensiver. Studien zeigten, dass regelmäßiges Erden oder Barfußgehen unter anderem eine stimmungsaufhellende Wirkung, eine verbesserte Wundheilung und eine deutliche Reduktion von Entzündungsparametern im Körper zur Folge hat.

Dryopteris filix-mas

Wurmfarn

Wirkung	Qualität	Sammelzeit
Antirheumatisch, antineuralgisch, entzündungshemmend	Geheimnisvoll, standesbewusst, still	Mai bis Oktober

Der Name Wurmfarn stammt aus einer Zeit, als mit dem Absud des Farnes aus Kraut und Wurzel Darmparasiten gelähmt und mithilfe eines pflanzlichen Abführmittels ausgeschieden wurden. Wegen des Gifts im Wurmfarn überlebte dies bei einer Überdosis oft auch der menschliche Wirt nicht, deshalb ist von einer innerlichen Anwendung des Wurmfarns abzuraten. Dennoch ist er eine interessante Heilpflanze aus unseren heimischen Wäldern.

Der Wurmfarn findet sich sehr häufig an schattigen Plätzen im Unterholz. Ende April, Anfang Mai entrollen sich die Farnwedel und erinnern mit ihrer spiraligen Form an Schneckenhäuser. Trichterförmig stehen sie später in einer gemeinsamen Rosette bis zu über einem Meter in die Höhe. Die Blattstiele sind mit doppelt gefiederten Blättern besetzt. Auf der Unterseite der Blätter erkennt man ab Juli die sogenannten Sori, die Sporenbehälter. Verwechselt werden kann der Wurmfarn mit dem etwas feineren und helleren Frauenfarn, dessen Wirkung der des Wurmfarns gleichgestellt werden kann.

VERWENDUNG

Farnblätter wirken kühlend und entspannend. Sie werden nur äußerlich angewendet und können den ganzen Sommer über gesammelt werden. Möchte man sie bevorraten, empfiehlt sich das Ernten im frühen Herbst. Die Blätter helfen als Auflage oder als Bad bei Beschwerden des Bewegungsapparates, aber auch bei Krampfadern.

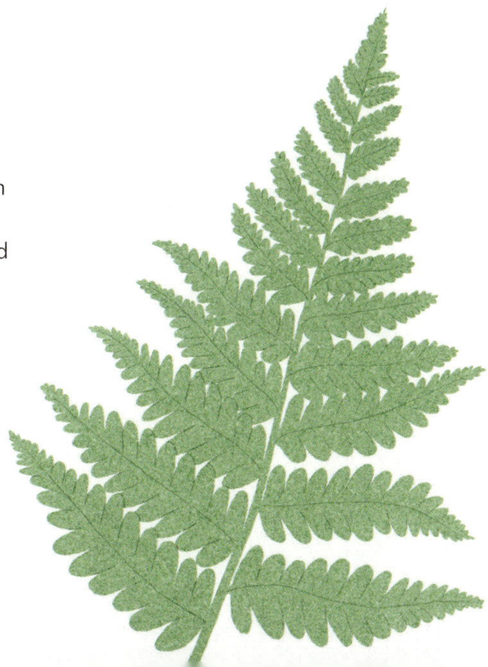

Farnbad/Farnwickel

Entzündungshemmende und schmerzstillende Wirkungen genießen.

1 große Handvoll grob zerkleinerter Farnblätter (frisch oder getrocknet)
500 ml Wasser

Die Farnblätter in einem Emaille-Topf in das kalte Wasser geben, aufkochen und ca. 10 Minuten leicht köcheln lassen. Dann abseihen.

Auf angenehme Temperatur abgekühlt kann die Abkochung für Teilbäder verwendet werden oder mit getränkten Leinen- oder Baumwolltüchern als Umschlag dienen. Solche Wickel werden mit einem trockenen Baumwolltuch und einem dickeren Außentuch (zum Beispiel Handtuch) versorgt und so lange belassen, wie es angenehm empfunden wird.

Auch bei einem Teilbad des Fußes oder der Hand richtet sich die Verweildauer nach dem individuellen Empfinden.

In der Volksmedizin finden Farnbäder bzw. Farnwickel vor allem bei Schmerzzuständen, Venenentzündungen und Krampfadern Anwendung.

Farnbett

Chronische Schmerzen im Bewegungsapparat einfach einmal überschlafen.

1 Bund Farnblätter
1 Polsterbezug

Die frischen Farnwedel werden mit den Händen so lange geknetet, bis sie deutlich weicher geworden sind. Nun flächig in den Polsterbezug legen. Es empfiehlt sich, über Nacht das zugeknöpfte Farnkissen unter die schmerzende Stelle zu platzieren.

Als Verband angebracht, hilft Farnkraut gegen schmerzende Gelenke. Auch dieser kann mehrere Stunden verbleiben, sollte jedoch bei Jucken oder Brennen entfernt werden.

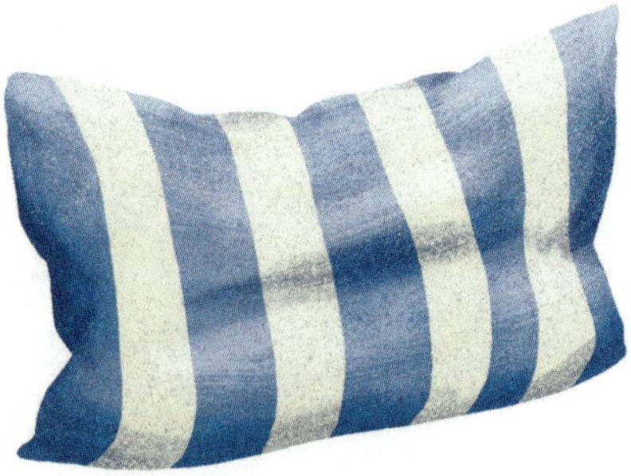

Vaccinium myrtillus

Heidelbeere

Wirkung	Qualität	Sammelzeit
Antiseptisch, immunsystemstärkend, entzündungshemmend	Emsig, fleißig, zuverlässig	Juli bis September

Im Mühlviertel sagt man »In d' Hoabia gei« und meint damit Heidelbeeren pflücken gehen. So ist die jährliche Ernte bei vielen Familien immer noch ein fixer Bestandteil des Sommerprogramms. Es wird von besonders guten Plätzen geschwärmt, während im selben Atemzug schon von den kulinarischen Köstlichkeiten aus den dunkelblauen Beeren gesprochen wird.

Die Blätter enthalten Hydrochinon und Arbutin und gelten deshalb als schwach giftig – was aber in Anbetracht der schmackhaften und gesunden Früchte nebensächlich scheint. Die Heidelbeere ist im Winter auch eine willkommene Futterquelle für Tiere, die an den grünen Trieben gern knabbern.

Die Heidelbeere wächst häufig in lichten Kiefern- oder Gebirgsfichtenwäldern. Mithilfe von Pilzen kann die Heidelbeere auch von Rohhumus zehren, ermöglicht durch die sogenannte Mykorrhiza, und so unwegsames, nährstoffarmes Gelände besiedeln. Die bis zu kniehohen, mehrjährigen Sträucher haben derbe, elliptische Blätter und können bis zu 30 Jahre alt werden. Ihre weißen glockenförmigen Blüten mit einem Hauch von Grün und Rosa erscheinen oft schon Ende April, Anfang Mai. Neben Luftverschmutzung sind es aber vor allem Spätfröste, die die Beerenernte manchmal schon im Frühling zunichtemachen. Die Heidelbeeren selbst sind dunkelblau und aromatisch.

Verwechslungsgefahr besteht nur mit der Rauschbeere, die jedoch deutlich größer und eher eiförmig ist, ein helleres Blau aufweist und vor allem nicht durchgehend gefärbt ist, sondern ein helles Fruchtfleisch hat.

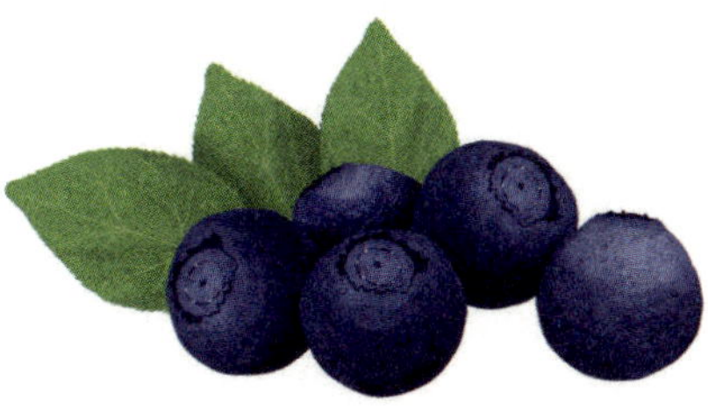

Durch einen Pilzbefall und bei Einnahme größerer Mengen der Rauschbeere kann es in seltenen Fällen zu leichten Vergiftungs- und Rauschzuständen kommen.

VERWENDUNG
Die Sammelzeit der blauschwarzen Beeren beginnt im Juli und kann je nach Region bis September andauern. Abgesehen von leckeren Mehlspeisen ist die Frucht auch für die Gesundheit äußerst interessant. Im Gegensatz zur Kulturheidelbeere, die aus Amerika stammt, sind die Früchte stark färbend und sorgen deshalb für blau-violette Münder und hartnäckige Flecken an der Kleidung: Dafür sind die sogenannten »Anthocyane« verantwortlich, die ganz nebenbei als Radikalfänger auch gesund für den Körper sind.

Der Verzehr der pektinreichen, getrockneten Beeren gilt in der Volksmedizin als gutes Mittel gegen Durchfall. Frische Früchte wirken hingegen leicht abführend.

Verdünnter Heidelbeersaft hilft bei Entzündungen im Mund- und Rachenraum und ist ein gutes Mittel zum Gurgeln.

Eine Wirkung bei der oft erwähnten Nachtblindheit gilt als umstritten, dennoch dürfte die kleine Beere allgemein gut für die Nervenfunktion im Körper sein, möglicherweise sogar Parkinson, Alzheimer und Depressionen entgegenwirken. Die Beeren werden zum Bevorraten am besten bei ca. 50 °C im Backofen für etwa 6 Stunden gedörrt.

TIPP · TIPP · TIPP ·

Ernten sollte man die Beeren – auch wenn's mühsam ist – mit der Hand. Die Raffel oder der Heidelbeerkamm sind in Österreich wie auch in Deutschland verboten und verletzen die Pflanzen nur unnötig. Wer in Achtsamkeit mit der Natur erntet, lässt die Beeren, die beim Sammeln zwischen die Stauden fallen, liegen – ein Weg, der Erde zu danken.

Tee

1–2 TL getrocknete Beeren
250 ml Wasser

Die Beeren mit heißem Wasser aufgießen und 10–15 Minuten ziehen lassen. Danach abseihen und bis zu 3 Tassen am Tag trinken. Möchte man den Tee zum Gurgeln verwenden, kocht man 1 EL Beeren auf 100 ml Wasser ca. 10 Minuten.

Joghurt mit Heidelbeeren

1 Handvoll Nüsse (Haselnüsse, Walnüsse ...)
2 Handvoll frische Heidelbeeren
1 EL Honig
250 ml Naturjoghurt

Vitaminreicher Gute-Laune-Start in den Morgen.

Die Nüsse grob zerkleinern und mit den weiteren Zutaten gut miteinander verrühren. Zur Dekoration können einige Heidelbeeren oder Nüsse verwendet werden.

Sparassis crispa

Krause Glucke

Wirkung	Qualität	Sammelzeit
Antibakteriell, immunstimulierend, Herz und Kreislauf unterstützend	Gemütlich, mütterlich, geduldig	Juli bis Oktober

Für Pilzsammler ist ein Krause-Glucken-Fund eine herrliche Bereicherung des Speiseplans, für den Waldbesitzer leider ein schlechtes Zeichen. Der Pilz führt im befallenen Nadelbaum zu einer Braunfäule, die die Holzqualität mindert, und bringt in weiterer Folge den Baum zum Absterben. Bis es so weit ist, kann man aber nach anhaltendem Regenwetter jährlich an derselben Stelle fündig werden. Der Geschmack des Pilzes ist sehr gehaltvoll und buttrig, er verliert auch nach längerem Kochen nicht seine angenehme, bissfeste Konsistenz und verleiht jedem Gericht ein besonderes Aroma. Zum Bevorraten ist es möglich, die Pilzstücke einzufrieren oder zu trocknen.

Die Krause Glucke wächst bevorzugt an der Basis von Kiefern. Sie wirkt wie ein überdimensionaler Schwamm, der bis zu fünf Kilogramm schwer werden kann. Ihre Farbe ist hellbraun bis ockergelb, das Fleisch fest und wachsartig, der Duft angenehm würzig.

Der gekrauste Pilz hat in seinem Inneren viele Hohlräume, in denen sich häufig Insekten, eingewachsene Nadeln oder andere Waldmaterialien befinden und die Reinigung des Pilzes erschweren. Ab Juli bis in den Oktober hinein kann man auf die pilzkorbfüllenden Giganten stoßen. Bei großen Exemplaren besteht in der Regel keine Verwechslungsgefahr mit giftigen Pilzen. Sobald sich die Krause Glucke braun verfärbt, sollte man von einer kulinarischen Verwendung absehen – sie wird dann zunehmend bitter.

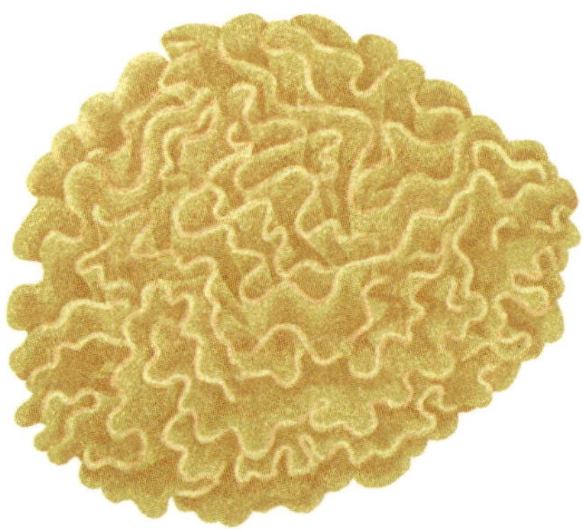

HEILKRAFT

In vielen Studien konnten in den letzten Jahren zahlreiche Heilwirkungen festgestellt werden. Derivate der Malein- und Bernsteinsäure sollen gegen antibiotikaresistente Bakterien – im Fall der Untersuchung handelte es sich um Staphylococcus aureus – wirksam sein. Spezielle Polysaccharide zeigten eine immunstimulierende und das Wachstum von Krebszellen hemmende Wirkung.

Es zeigte sich in weiterer Folge bei vielen Studien allgemein ein positiver Effekt auf alle Herz-Kreislauf-Erkrankungen, also Senkung des Blutdruckes und der Cholesterinwerte, und eine verbesserte Durchblutung des Gehirns. Was für ein glücklicher Umstand, dass man hohen kulinarischen Wert mit Gesundheitsprophylaxe verbinden kann!

TIPP · TIPP · TIPP ·

Neben Pilzcremesuppe (siehe rechts) schmeckt die Krause Glucke auch wunderbar in Scheiben geschnitten und paniert oder getrocknet zur Verwendung als Pilz-Salz.

TIPP · TIPP · TIPP ·

Ich schneide im Wald nur sauber wirkende Teile Krause Glucke ab und lasse stark verschmutzte Fruchtkörper lieber stehen. Zu Hause zerteile ich sie in grobe Stücke und reinige sie mit der Geschirrbrause von allen Verunreinigungen. Das oft beschriebene Einweichen der Krausen Glucke kann ich als wenig effektiv beurteilen, denn meist bleiben statt Insekten und Schmutz nur Heil- und Aromastoffe im Wasserbad.

Pilzcremesuppe

Für 4 Portionen
1 Schalotte
1 Knoblauchzehe
200 g Krause Glucke
6 mittelgroße Kartoffeln
1 EL Pflanzenöl
(Pilz-)Salz
Pfeffer
250 ml Sahne
1 l Gemüsebrühe
1 Handvoll frischer Giersch
2 EL Mehl

Schlemmen für die Herzgesundheit.

Schalotte und Knoblauch getrennt klein schneiden und beiseitstellen.

Krause Glucke gut reinigen und in mundgerechte Stücke zerteilen – wahlweise kann die Suppe natürlich auch mit anderen Pilzen (Pfifferlinge, Steinpilze, Rotkappen, Champignons ...) kombiniert werden.

Kartoffeln schälen und in Würfel schneiden. Das Pflanzenöl in einem Topf erhitzen und die Schalotte leicht anrösten. Die Kartoffeln beimengen und kurz mitrösten. Zuletzt folgen die Gewürze, die Pilzstücke und der Knoblauch.

Nach mehrmaligem Vermengen bei mittlerer Hitze mit Sahne und ²/₃ der Gemüsebrühe aufgießen. Die Suppe einmal aufkochen und bei geringer Hitze ca. 1 Stunde weiterköcheln lassen.

Giersch waschen und fein hacken.

Mehl mit einem Schneebesen in die restliche Gemüsebrühe einrühren. Die homogene Masse in die heiße Suppe rühren und aufkochen lassen, bis sie leicht anzudicken beginnt.
Die Konsistenz lässt sich mit Wasserbeigabe oder einem neuerlichen Wasser-Mehl-Gemisch regulieren. Zum Schluss Giersch einrühren und die Suppe abschmecken.

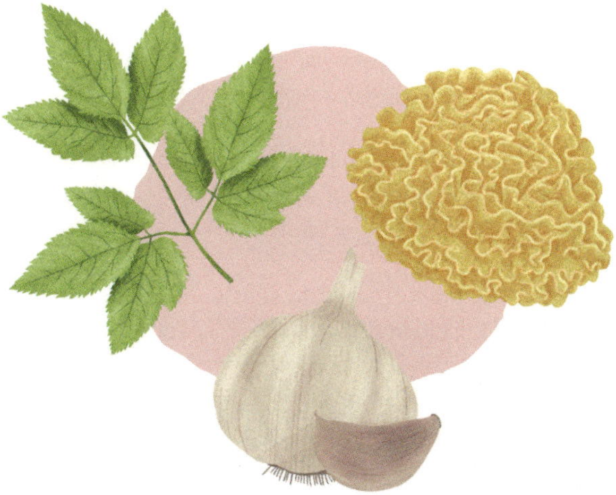

Fragaria vesca

Walderdbeeren

Wirkung	Qualität	Sammelzeit
Stoffwechselanregend, entzündungshemmend, stärkend	Verführerisch, fröhlich, gemeinschaftlich	Juni bis August

VERWENDUNG

Botanisch gesehen handelt es sich eigentlich um eine Scheinfrucht - ähnlich der Ananas oder der Feige. Auf der äußeren Hülle sitzen deutlich erkennbar kleine Nüsschen und machen die Erdbeere zur Sammelnussfrucht.

Den aromatischen Vorfahr unserer Gartenerdbeere kennt jedes Kind, und beim Sammeln verschwinden in der Regel auch immer genug Beeren in so manchem Mündchen. Mit einem hohen Gehalt an verschiedensten Vitaminen, besonders aber Vitamin C, Anthocyanen und Mineralstoffen sind sie frisch genossen auch am gesündesten. In der Volksmedizin wird die Erdbeerfrucht zur Stoffwechselanregung verwendet, denn sie hat eine positive Wirkung auf Leber, Gallenblase und Nieren.

Sich beim Beerennaschen im Wald mit dem Fuchsbandwurm anzustecken, gilt als sehr unwahrscheinlich. Nach einer Inkubationszeit von zehn bis 20 Jahren erkranken in Österreich etwa 20 Personen jährlich an der gefährlichen, aber mittlerweile auch recht gut behandelbaren Krankheit. Als Risikogruppe gelten vor allem Landwirte, Jäger, Katzen- und Hundebesitzer, denn Haustiere können über ihren Kot ebenso Bandwurmeier ausscheiden.

Die Echinokokkose breitet sich zudem mit der Zunahme der Stadtfüchse auch abseits der Wälder aus. So gesehen müsste sogar das Gemüse aus dem eigenen Garten penibel gewaschen bzw. alles aus der Natur längere Zeit auf mindestens 40 °C erhitzt werden.

Ein gutes Immunsystem macht den Bandwurmeiern in der Regel den Garaus. So wurden bei einer serologischen Reihenuntersuchung bei einem Großteil der Menschen ohne eine Erkrankung Antikörper nachgewiesen. Prophylaktisch sollte man keine verschmutzten Beeren oder Kräuter sammeln, denn die Bandwurmeier werden ausnahmslos über den Kot von Tieren ausgeschieden. Man sollte sich nach erdbetonten Arbeiten die Hände gründlich waschen und Haustiere sollten regelmäßig entwurmt werden.

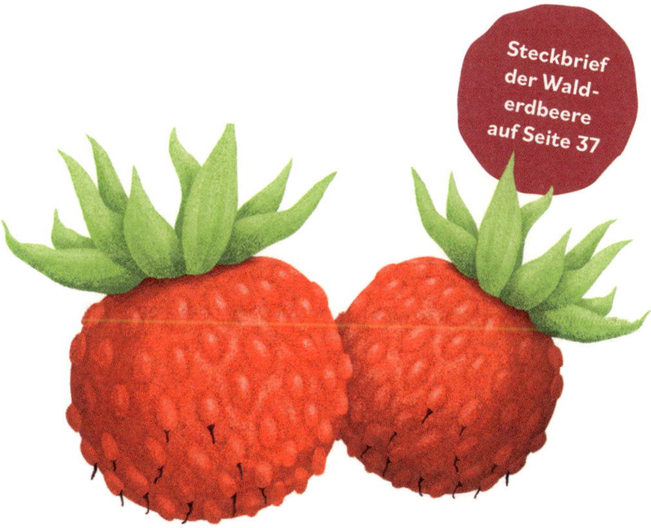

TIPP · TIPP · TIPP ·

Walderdbeeren können von Juni bis August gesammelt werden und bereichern in dieser Zeit vorzugsweise frisch den täglichen Speiseplan. Aber auch getrocknet finden sie Verwendung in Teemischungen oder Müslis. Eingekocht ergeben Walderdbeeren eine köstliche Marmelade. Doch Vorsicht beim Kochen: Walderdbeeren werden bitter und sollten deshalb mit anderen Früchten gemischt werden.

Getrocknete Walderdbeeren

Werden die Beeren getrocknet, verlieren sie zwar an Wirkstoffen, können jedoch als leckere Zutat für Energiebällchen, Tee oder ein ungewöhnliches Salatdressing dienen. Achtung: Werden sie bei über 50 °C getrocknet, werden sie bitter. Ideal ist eine konstante Temperatur von 40–50 °C (vorzugsweise im Dörrautomat).

Waldluftbaden

Kiefernwälder als Gesundheitsquelle

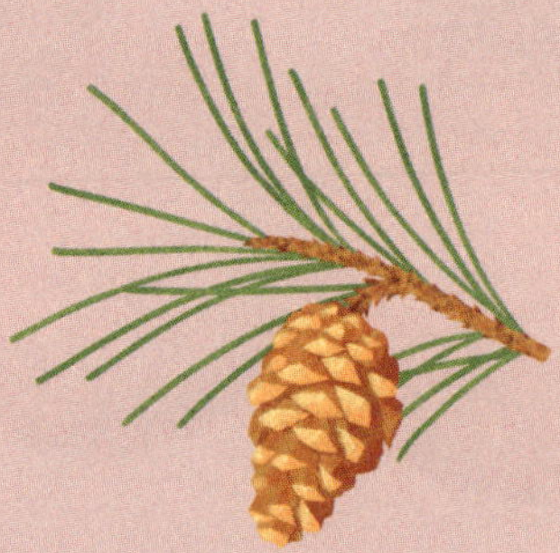

Der Anteil an negativen Ionen und Terpenen ist vor allem in Kiefernwäldern sehr hoch. Besonders an warmen Tagen findet sich im Bereich der unteren bodennahen Waldschichten eine hohe Konzentration. So gesehen ist es wohl kein Zufall, dass sich viele Menschen besonders in Kiefernwäldern wohl fühlen und gut durchatmen können. Stresshormone sinken und das Immunsystem wird angekurbelt - ein Grund, noch etwas länger zu verweilen.

Die karge Bodenvegetation, die häufig mit mehr oder weniger großen Felsen durchsetzt ist, lädt mit manch natürlicher Sonnenbank dazu ein. Um die Heilkraft eines Kiefernwaldes auf körperlicher wie seelischer Ebene auch gut nutzen zu können, empfiehlt sich ein bewusster Aufenthalt von mindestens einer Stunde.

War der Grund des Kiefernwaldbesuches das Heidelbeervorkommen, kann man die eher langwierige Beerenernte als eine durchaus sehr gesunde Beschäftigung betrachten. Denn wer es nicht ohnehin schon geahnt und gespürt hat: Was gibt es Schöneres, als mit blau verfärbten Lippen und Fingern an einem warmen Sommertag im Schatten der Kiefern aus dem Heidelbeermeer aufzutauchen?

Sambucus nigra

Holunder

Wirkung	Qualität	Sammelzeit
Immunstärkend, harntreibend, leicht abführend	Segnend, Dinge ordnend und bewahrend, vermittelnd	August bis September

Der Name des Holunders setzt sich aus dem Wort »hold« und dem germanischen Suffix »dra« für »Baum« zusammen. Noch heute findet sich diese Wortendung auch bei Flieder oder Wacholder wieder. Verwirrung stiftet häufig der Umstand, dass der Holunder mit Flieder oder umgekehrt betitelt wird. Der lateinische Name lässt da keine Zweifel offen: Sambucus nigra ist der uns bekannte schwarze Holunder.

In vergangenen Zeiten hatte jeder Hof seinen »Hollerbusch« und das nicht nur wegen der Heilwirkung und kulinarischen Verwendung. Vielmehr versprach man sich dadurch Segen und Schutz. Man nahm an, eine Göttin habe darin ihre Wohnstatt. Deren Namen waren vielfältig, ob die germanische Göttermutter Frigga, Frau Ellhorn, Elder, Perchta, Holda, Hulda oder später auch die Frau Holle.

Die Germanen glaubten zudem, Verstorbene seien in der Lage, aus dem Jenseits Fruchtbarkeit und Wachstumskräfte ins Diesseits zu schicken. Dafür wurde der Holunder als eine Art Portal angesehen. So war es Brauch, unter dem Busch Opfergaben wie Milch oder Mehl darzubringen. Selbst nach der Christianisierung dachte man lange, es bringe Unglück, einen Holunder zu fällen.

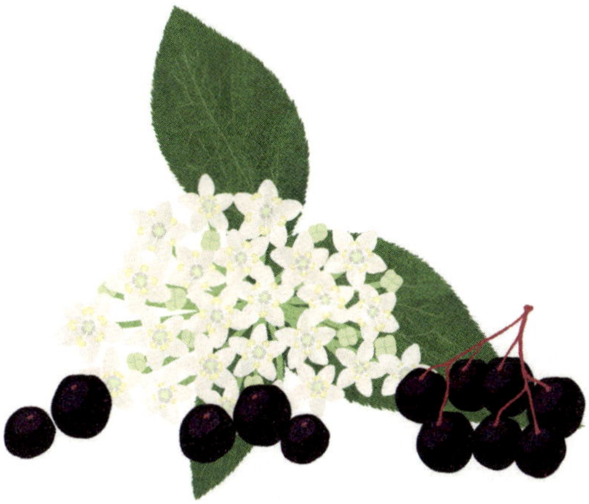

TIPP · TIPP · TIPP ·

Ich ernte im Wald die ganzen Beerentrauben und lege sie locker in einen Korb. Erst zu Hause werden die Beeren von den Zweigen gestreift. Eingetrocknete und verschmutzte Beeren werden aussortiert. Das Abstreifen der Holunderbeeren hinterlässt auf den Fingern eine rote Verfärbung, die nach mehrmaligem Händewaschen schnell wieder verschwindet. Mit Zitronensaft oder Essig geht es etwas leichter. Bei der Wahl der Arbeitskleidung sollte man bedenken, dass der Holunderbeersaft eine sehr stark färbende Wirkung hat und sich Flecken aus Stoff schwer entfernen lassen.

Holunderbüsche findet man im Wald vor allem an Orten früherer Besiedlung. Dort werden sie mitunter von alten Apfelbäumen, Flächen von Immergrün und alten Mauerresten begleitet.

Auch in der Nähe von geschichtsträchtigen Bauernhöfen hat sich der Holunder an stickstoffreichen Plätzen oft bis in die Wälder hinein ausgebreitet und ist daher häufig an Wald- und Wegrändern zu finden.

Der Strauch oder kleine Baum kann eine Höhe von elf Metern erreichen. Im August ist der Holunder sehr leicht an seinen schwarzen, oftmals schwer nach unten hängenden Beerendolden zu erkennen.

Die glatten Fiederblätter bestehen aus fünf bis sieben Einzelblättern. Verwechslungsgefahr besteht mit dem roten Traubenholunder (Sambucus racemosa), der ähnliche Blätter und eine ähnliche strauchartige Wuchsform aufweist. Seine Früchte sind jedoch intensiv rot und streben in kompakten Trauben aufwärts.

VERWENDUNG

Die zunächst grünen Früchte färben je nach Standort und Region ab Ende August in ein sattes Schwarz und hängen in üppiger Pracht an den Zweigen. Spätestens ab September beginnt ein Wettrennen mit der Vogelwelt, die es ebenso auf die schmackhaften, ausgereiften Beeren abgesehen hat wie wir Menschen. Der große Unterschied: Wir können die Beeren nicht roh verzehren.

Das enthaltene Sambunigrin ist leicht giftig und kann zu Erbrechen und Durchfall führen. Das Erhitzen der Beeren zerstört diesen Wirkstoff und macht sie verwendbar für Kulinarik und Heilzwecke. Besondere Inhaltsstoffe der Beeren sind Anthocyane, die auch für die intensive Farbe verantwortlich und mit ihrer entzündungshemmenden Wirkung gesundheitsfördernd, zum Teil auch krebshemmend sind.

Vitamin C und Folsäure sind ebenso in den stets mit drei Kernen bestückten Beeren enthalten. Leider sind diese Vitamine relativ hitzeempfindlich und bleiben beim Verarbeiten nur zum Teil erhalten.

Die Wirkung der Beeren ist als leicht harntreibend, aber vor allem als immunstärkend bekannt. In der Volksmedizin werden die Holunderbeeren bei Verstopfung eingesetzt, aber auch zur vermehrten Harnausscheidung und als schweißtreibendes Mittel.

Außerdem dient der Farbstoff in den Beeren zum Färben von Lebensmitteln, aber auch Kompott, Marmelade, Mus, Säfte und Likör können aus den reifen Früchten hergestellt werden. Bei der Likörherstellung müssen die Beeren ausnahmsweise nicht erhitzt werden, da die Früchte selbst nicht verspeist werden, weshalb es in der Regel zu keinen Vergiftungserscheinungen kommen kann.

Hollersoisn

Ein Vermächtnis der Urgroßeltern zur Steigerung der Abwehrkräfte und als aufbauendes Mittel nach längerer Krankheit.

4 Liter reife Holunderbeeren
50 ml Wasser
250 g Rübenzucker

Beeren waschen und in einem großen Topf mit Wasser weichkochen.

Nach dem Abkühlen die Beeren durch ein Leinentuch absei hen. Praktischerweise legt man das Tuch in ein großes Sieb und hilft für die Saftgewinnung von oben mit einem Kochlöffel nach.

Den entstandenen Saft mit Zucker vermischen und 4–5 Stunden auf kleiner Flamme köcheln lassen. Die Hollersoisn ist fertig, sobald die Masse einzudicken beginnt.

Noch heiß in ausgekochte Gläser füllen und nach dem Etikettieren kühl und lichtgeschützt lagern.

In der Erkältungszeit oder bei grippalen Infekten nimmt man das Fruchtgelee löffelweise ein.

Man kann die Hollersoisn jedoch auch mit warmem Tee, in Wasser eingerührt oder als besondere Zutat für Punsch verwenden.

Die »Hollersoisn« ist ein altes Volksheilmittel und kann grob mit Hollersauce bzw. Holundersalsa übersetzt werden. Je nach Region können die Bezeichnungen und auch die Herstellung unterschiedlich ausfallen. So heißt sie in der Schweiz zum Beispiel »Latwerge« oder »Leckschmiere«. Allen gemein ist die relativ lange Einkochzeit von vier bis fünf Stunden. Traditionell wurde dieses Heilmittel auf dem holzbefeuerten Tischherd zubereitet, es ist trotz oder vielleicht gerade wegen der langen Kochzeit ein sehr wirksamer Bestandteil der Hausapotheke.

Rubus fruticosus

Brombeere

Wirkung	Qualität	Sammelzeit
Immunstärkend, verdauungsfördernd, entzündungshemmend	Durchsetzungsstark, verführerisch, pragmatisch	Juli bis Oktober

Brombeeren gehören zu den bekannteren Waldbewohnern, sind relativ häufig zu finden und verführen beim Waldspaziergang zum Naschen. Die stachelbewährten Ranken galten unseren Vorfahren als Schutz gegen Dämonen, von denen man annahm, sie würden darin hängenbleiben und zugrunde gehen. Aber auch Krankheiten, Albträume oder Ehestreitigkeiten sollte man beim Durchkriechen von Brombeergestrüpp zurücklassen können.

Mit ihrem Hang, Brachflächen in kurzer Zeit zu überwuchern, ist sie bei Waldbesitzern meist weniger beliebt, benutzt sie doch die jungen Bäume als willkommene Kletterhilfe. Die Brombeere ist aber auch an Waldrändern und entlang von Wegen häufig anzutreffen.

Das Rosengewächs blüht weiß und hat im August süß-säuerliche, schwarz glänzende Früchte. Die Ranken wie auch die Blattstiele sind mit Stacheln besetzt. Brombeeräste sterben meist im zweiten Jahr nach dem ersten Fruchten ab.

Die Fiederblätter sind dunkelgrün, derb und an der Oberseite glatt. Mit diesen klassischen Merkmalen ist die Brombeere nur mit der ungiftigen, fad schmeckenden Kratzbeere (Rubus caesius) zu verwechseln, deren Früchte jedoch eher matt, dunkelblau und kleiner sind.

Die Brombeere wird fälschlicherweise als Beere bezeichnet, die unverkennbar mit der Himbeere verwandt ist. Bei beiden handelt es sich im botanischen Sinne nicht um Beeren, sondern um Sammelsteinfrüchte. Die Frucht setzt sich aus vielen kleinen einsamigen Steinfrüchten zusammen, die einen Fruchtzapfen bilden. Im Gegensatz zur Himbeere hat die Brombeere aber eine glänzende Außenhaut.

TIPP · TIPP · TIPP ·

Brombeersaft ist ein gutes Mittel bei Halsschmerzen und Heiserkeit.

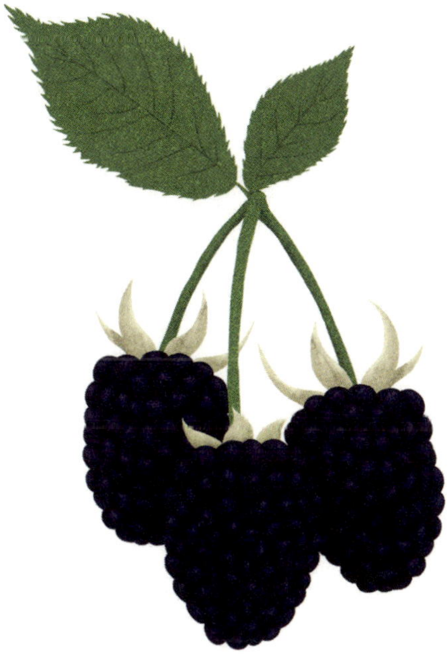

VERWENDUNG

Die schwarzen Sammelsteinfrüchte begleiten den Menschen seit der Steinzeit.

Die Beerenernte ist eine sehr witterungsabhängige Angelegenheit, denn bei anhaltender Sommertrockenheit bilden sich oft nur sehr wenige und kleine Beeren aus. Stellt sich hingegen zur Erntezeit eine Regenperiode ein, verderben die Früchte schnell.

Ob Saft, Likör, Marmelade oder eingefroren für Kuchen und Mehlspeisen, die Brombeere hat viele kulinarische Verwendungsmöglichkeiten. Abgesehen von ihrem satten Aroma wirkt die vitamin- und kupferreiche Beere bei Beschwerden in den Wechseljahren und unterstützt die Verdauung sowie das Herz-Kreislauf-System. Bei Verzehr der rohen Beeren sind es vor allem das Provitamin A und das Vitamin C, die das Immunsystem unterstützen.

Befinden sich auf ausgereiften Brombeeren einzelne rote Fruchtkugeln, ist dies durch die Brombeergallmilbe (Acalitus essigi) verursacht. Das nur 0,1 Millimeter große Tier ist nur in Vergrößerung erkennbar und bleibt uns bis auf die Farbveränderung der Früchte verborgen. Bei starkem Befall werden die Brombeeren durch die Saugtätigkeit der Milbe erst gar nicht reif. Ich sammle aus diesem Grund nur durchgehend schwarz gefärbte Brombeeren.

Geranium robertianum

Stinkender Storchenschnabel

Wirkung	Qualität	Sammelzeit
Entzündungshemmend, antiviral, stoffwechselanregend, ausleitend	Unaufdringlich, voller Vertrauen, sanft	Mai bis September

Die auch als Ruprechtskraut bekannte Pflanze zählt trotz ihres häufigen Auftretens und ihrer besonderen Heilwirkung eher zu den weniger bekannten Waldbewohnern.

Der Storchenschnabel ist beinahe das ganze Jahr über anzutreffen, wächst bevorzugt entlang von Waldwegen, kann aber auch an vielen anderen Orten gefunden werden. Die markanten Blätter entwickeln beim Zerreiben zwischen den Fingern ein kräftiges Aroma, das je nach Person abstoßend bis durchaus angenehm bewertet wird, auf jeden Fall aber sehr speziell ist. Die Blätter können aufgrund von Lichtschutzpigmenten bei vermehrter Sonneneinstrahlung ins Rötliche umfärben, sind aber im Wald in der Regel grün und leicht behaart. Die Blüten sitzen an langen filigranen Stängeln, sind rosarot und erinnern ebenso wie die Blätter - der lateinische Name lässt es vermuten - an die mit ihm verwandte Duftgeranie. Die Samen ähneln einem langen Vogelschnabel und waren unter anderem für die Pflanze namensgebend.

VERWENDUNG

Die Pflanze wird in der Volksmedizin bei einer Vielzahl von Erkrankungen angewendet. Vor allem bei Hautproblemen wie etwa Ekzemen kann sowohl eine äußerliche als auch eine innerliche Anwendung hilfreich sein.

Bei Ohrenschmerzen wirkt eine Auflage aus frischem, gequetschtem Kraut schmerzlindernd. Man sollte jedoch darauf achten, dass keine Pflanzenteile in den Gehörgang geschoben werden. Eine antimikrobielle und antivirale Wirkung gilt mittlerweile auch als wissenschaftlich bestätigt. Zur Einnahme wird ein Tee, eine Tinktur oder auch ein Wein empfohlen, äußerlich verwendet man Absud, Ölauszug, Presssaft oder das frische Kraut. Neben einer allgemein aufbauenden, stoffwechselanregenden Wirkung gilt der Storchenschnabel auch als »Kinderwunschkraut«. Bei der Herstellung einer Blütenessenz, der bewussten Auseinandersetzung mit dieser zarten Pflanze, können manchmal Wunder geschehen.

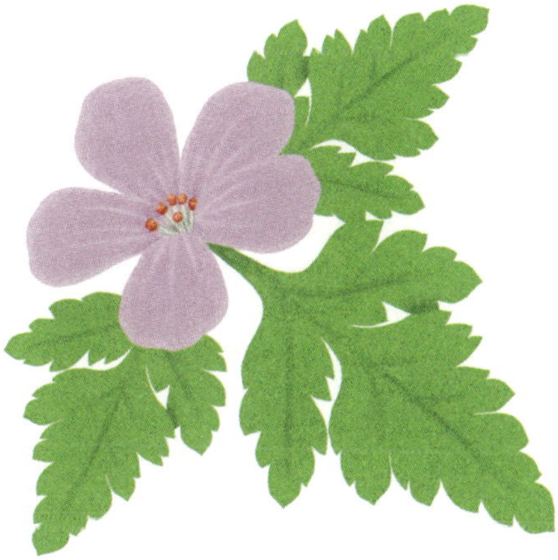

TIPP · TIPP · TIPP ·

Zum Trocknen bündelt man das Kraut und lässt es an einem gut belüfteten, halbschattigen Ort bei Zimmertemperatur trocknen. Im Gegensatz zu anderen Kräutern welkt der Storchenschnabel sehr langsam, kann mitunter sogar während des Trocknens noch Blüten öffnen. In seiner Sanftheit liegt eine ganz besondere Kraft …

Tee

1 TL frisches oder getrocknetes Kraut
250 ml Wasser

Kraut mit heißem Wasser übergießen und 5 Minuten ziehen lassen, abseihen. Es können 2 Tassen am Tag getrunken werden. Bei einem Kaltauszug wird der Storchenschnabel für 6 Stunden im Wasser belassen.

Selbstgemachter Insektenschutz

1 Teil Storchenschnabelöl
2 Teile Lavendelöl
1 Teil Katzenminzeöl
1 Teil Zitronenmelissenöl
1 Teil Rosmarinöl

Das duftende Öl pflegt die Haut und hält blutsaugende Insekten wie Mücken und Zecken fern.

Die Ölansätze werden wie im Rezept auf der folgenden Seite beschrieben hergestellt.

Als Insektenschutzöl werden die verschiedenen Ansätze in ein kleines Fläschchen oder eine Sprühflasche gefüllt und gut geschüttelt.

Vor einem Waldspaziergang werden alle freien Hautpartien dünn mit dem Öl eingerieben.

Storchenschnabelölbad

Die enthaltenen ätherischen Öle verwöhnen Haut und Gemüt.

Für das Öl
2 Handvoll frisches Storchenschnabelkraut
250 ml Olivenöl

Für das Bad
1 Teil Storchenschnabelöl
1 Teil Lavendelöl
1 Teil Wald-Schachtelhalmöl
6 Teile Milch oder Sahne

Kraut in ein Schraubglas geben, mit hochwertigem Olivenöl vollständig bedecken und gut verschließen. An einem halbschattigen Ort für 6 Wochen ausziehen lassen. Den Ansatz gelegentlich aufschütteln.

Nach dem Abseihen kann das Öl mit einem ebenso hergestellten Ansatz aus Lavendelblüten (hautberuhigend und gut duftend) und Schachtelhalm (pflegt und kräftigt empfindliche Haut) in kleinen Mengen für ein pflegendes Ölbad mit Milch emulgiert (ausgiebig geschüttelt) werden.

Die Mischung dem Badewasser zugeben. Vorzugsweise lässt man die Haut nach dem Bad ohne die Benutzung eines Handtuchs an der Luft trocknen.

TIPP · TIPP · TIPP ·

Für Ölansätze verwende ich bevorzugt biologisch angebautes Olivenöl, wenn auch nicht regional, so doch zumindest aus direkten Quellen. Es hat den Vorteil, sehr lang haltbar zu sein. Darüber hinaus wirkt es wundheilend und leicht desinfizierend. Das an Vitamin E reiche Öl zieht sehr gut in die Haut ein, spendet Feuchtigkeit und kann auch Falten reduzieren. Auch in der Babypflege darf das Öl zum Einsatz kommen - eine wunderbare Grundlage für hautverwöhnende Ölansätze und Salben.

Boletus edulis

Steinpilz

Wirkung	Qualität	Sammelzeit
Vitalisierend, entzündungshemmend, immunstimulierend	Edel, zentriert, präsent	Juni bis Oktober

Den ersten Steinpilz des Jahres zu finden, ist immer eine kleine Sensation und die Überlegung, welches kulinarische Ende er finden soll, stets ein längeres Abwägen wert. In der Pfanne in Butter und mit Knoblauch gebraten, eingelegt in eine milde Essigmarinade, als außergewöhnlicher Brotaufstrich oder doch lieber getrocknet?

Oftmals erledigt sich jede weitere Überlegung von selbst, wenn der Pilz trotz jugendlichem Aussehen schon madig ist. Die Pilzmückenlarven haben vielen schon den Appetit verdorben und die so vielversprechende Liebelei vorzeitig beendet. Es mag Menschen geben, die sich da weniger ekeln und wurmstichige Exemplare trotzdem aufschneiden und mit leicht erhöhtem Eiweißanteil zum Trocknen in der Sonne auflegen. Bei getrockneten Steinpilzen aus dem Supermarkt kann man mitunter auch manchmal derart verräterische Löcher - die Larvengänge - erkennen.

Steinpilze sind als Mykorrhizapilze an bestimmte Baumarten gebunden, so findet man verschiedene Steinpilzarten unter Eichen, Fichten, Kiefern, Buchen und Maronenbäumen. Mit seinem weißen gedrungenen Stiel, seiner braunen Kappe und mit seinen hellen, in zunehmendem Alter gelben Röhren an der Hutunterseite wird der Steinpilz nur selten verwechselt. Hin und wieder schafft es der ähnlich aussehende Gallenröhrling (Tylopilus felleus) in den Pilzkorb. Er ist zwar nicht giftig, verdirbt aber mit seinem bitteren Geschmack nachhaltig jede Pilzmahlzeit. Der Gallenröhrling wächst bevorzugt unter Kiefern, auf sauren Böden, hat eine deutlich hellere Farbnuance mit leicht rosarot verfärbten Röhren und schmeckt bei einer kleinen Kostprobe (mit der Zunge auf einer sauberen Schnittstelle) deutlich bitter.

HEILKRAFT

Der Steinpilz enthält neben essenziellen Aminosäuren, also Eiweiß, auch eine Vielzahl an Vitaminen, antioxidativen Phenolverbindungen und Mineralstoffen, unter anderem Selen. Diese Kombination macht den Steinpilz auch für Vegetarier interessant, die vor allem von den enthaltenen B-Vitaminen Riboflavin, Niacin, Pantothensäure und Biotin profitieren. Abgesehen von einem allgemeinen gesundheitsfördernden Effekt wurde eine entzündungs- und krebshemmende Wirkung festgestellt. Er soll auch auf den Bewegungsapparat (Gelenke, Knochen, Sehnen, Muskulatur) eine positive Wirkung haben.

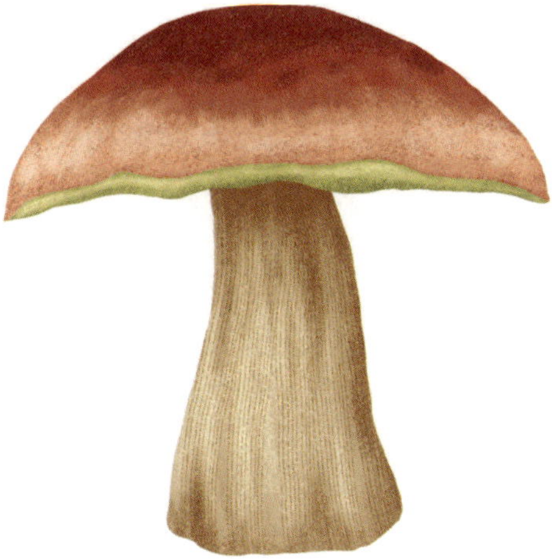

SAMMELTIPP

Ich drehe Steinpilze vorsichtig aus dem Boden und bedecke das Ernteloch wieder mit Moos. Ein Großteil des essbaren Stiels ist oft unter der Erde verborgen und man schadet dem eigentlichen Organismus, dem weitläufigen Myzel, damit nicht. Übrigens: In einem Teelöffel Walderde befinden sich mehrere Kilometer Pilzfäden.

Es empfiehlt sich, jeden Pilz bereits im Wald auf Madenbefall zu untersuchen, anstatt einen kiloschweren Korb umsonst nach Hause zu schleppen. Da Pilze Schwermetalle und radioaktive Stoffe aus dem Boden filtern, soll auf unbelastete Plätze geachtet werden. Zu bevorzugen sind also Orte fern von Straßen oder gar ehemaligen Deponien.

Pilze zählen weder zu Tieren noch zu Pflanzen. Sie besitzen kein Chlorophyll, müssen fressen, um zu überleben, und können mithilfe von Enzymen Nährstoffe zumeist aus totem Material herauslösen. Sie bestehen ähnlich wie Insekten zu einem Großteil aus Chitin, das mitunter für die schwere Verdaulichkeit der Pilze verantwortlich ist. Wenngleich dem Tierreich näher, haben viele unter ihnen über die sogenannte Mykorrhiza engen Kontakt mit über 80 Prozent aller Landpflanzen. Sie reichen unter anderem Mineralstoffe, Wasser und wachstumsfördernde Hormone weiter und erhalten im Gegenzug Zucker (bis zu einem Drittel der Photosyntheseproduktion).

Die Verkabelung unter der Erde wird von Bäumen offenbar mittels elektrischer Impulse auch zu Kommunikationszwecken genutzt – ein »Wood Wide Web« sozusagen, das jedoch mit einer Geschwindigkeit von maximal einem Zentimeter pro Sekunde einen bedeutend gemächlicheren Takt als unser Internet hat.

Steinpilzsalz

Ein Tanz der Aromen.

2 getrocknete Steinpilze
1 kleine Handvoll getrockneter Quendel, abgerebelt
2 Knoblauchzehen
300 g Natursalz

Steinpilze und Quendel im Standmixer zerkleinern. Knoblauch schälen und pressen.

Alle Zutaten mit dem Salz vermengen und in Gläser füllen.

Steinpilze und andere Pilze richtig trocknen

Zum Trocknen werden Pilze in Scheiben geschnitten und auf einem Tablett bei ca. 50 °C getrocknet. Das kann man auf dem Kachelofen, im leicht geöffneten Backofen oder im Dörrapparat tun. Der Trocknungsvorgang ist abgeschlossen, sobald sich die Pilzstücke auseinanderbrechen lassen. Danach sollten sie lichtgeschützt, kühl und trocken gelagert werden.

TIPP · TIPP · TIPP ·

Pilze sind sehr schnell verderblich, deshalb ist es ratsam, nur junge, feste Exemplare im luftigen Korb mit nach Hause zu nehmen und rasch weiterzuverarbeiten. Pilzgerichte können – falls kühl gestellt – nochmals aufgewärmt, rohe Pilze jedoch in der Regel nicht länger als wenige Tage im Kühlschrank aufbewahrt werden.

Nach den ersten starken Herbstfrösten sollte man die Finger von Pilzen lassen. Sie können trotz guten Aussehens bereits verdorben sein, spezielle Winterpilze natürlich ausgenommen.

Waldluftbaden

Gesundheitsschlaf

Zahlreiche Studien bestätigen immer wieder die heilsame Kraft eines kurzen Mittagsschlafes, besonders im Ausmaß von wenigen bis maximal 20 Minuten. Menschen, die im Tagesverlauf eine kleine, bewusste Pause einlegen, sind in der Regel ausgeglichener, haben weniger Probleme mit Schmerzen des Bewegungsapparates und fühlen sich energiegeladener. Es reicht ein kurzes Wegschlummern, um Körper, Geist und Seele Regeneration zu ermöglichen.

Wer den Wald für seinen Mittagsschlaf nutzt, schlägt zwei Fliegen mit einer Klappe: Zwischen negativ geladenen Ionen und duftenden Terpenen kann der Körper eine besonders tiefe Entspannung erleben. Vorzugsweise natürlich auf einer unbeschichteten Decke am Boden mit viel Waldkontakt. Besonders schön lässt es sich allerdings auch in einer Hängematte dösen. Beim Anbringen sollte man jedoch sehr vorsichtig sein, um keine Schäden an Bäumen zu verursachen. Außerdem ist anzuraten, besser schon im Vorfeld mit dem Waldbesitzer zu sprechen, denn schließlich ist er Gastgeber des gemütlichsten Wohnzimmers der Welt. Eine Kleinigkeit zum Essen, ein gutes Buch und aus dem erholsamen Mittagsschlaf wird mitunter ein Nachmittag mit Waldauszeit. Wer dem Platz Dankbarkeit entgegenbringt, wird ihn selbstverständlich so hinterlassen, wie er ihn vorgefunden hat.

Damit der Mittagsschlaf in unserer Leistungsgesellschaft wieder seinen Raum bekommt, anstatt belächelt zu werden, braucht es wieder mehr Menschen, die auf ihren inneren Rhythmus hören und Entspannung einfordern. Eigentlich sollte uns der Hausverstand sagen, dass Kaffee und Energydrinks kein Ersatz für Erholung sein können.

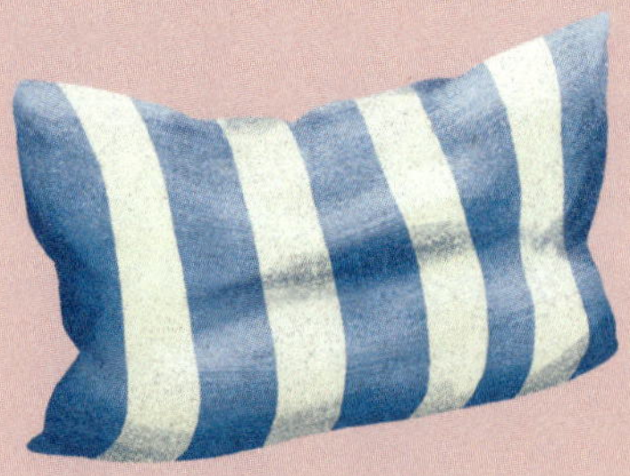

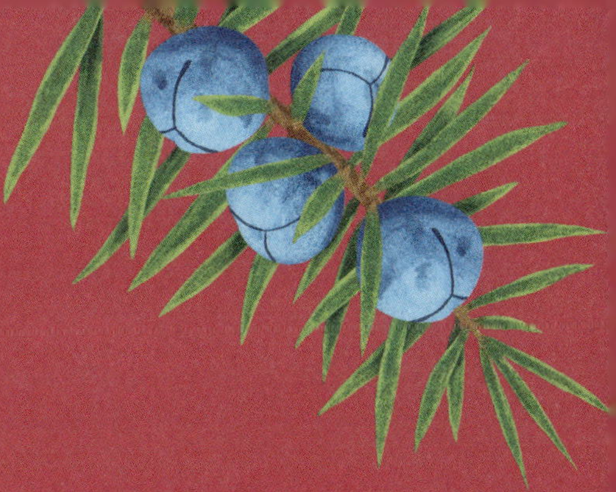

Heilpflanzen im

Herbst

Es ist ein sachtes Ausklingen, und die hohe Zeit des Erntens bald vorbei. Zwischen den letzen emsigen Arbeiten im eigenen Garten bleibt immer auch einmal Zeit, um Pilze zu suchen oder ausgedehnte Wanderungen zu unternehmen. Wenn die Sonne den Herbstwald küsst, Regen und Nebel vertreibt, dann wird er greifbar: der goldene Oktober in seiner stillen Schönheit, die staunen lässt. Nach Ahorn folgen Rotbuchen, die den Wald in warme Farben tauchen. Ein strahlend blauer Himmel, tanzende Blätter, Marienkäfer am Waldrand, leuchtende Hagebutten, letzte Schmetterlinge und Hummeln. Noch einmal feiert sich die Natur, gibt ein rauschendes Fest, bevor die ersten Fröste, Herbststürme und graues Nieselwetter den Oktober in die dunklere Zeit geleiten.

Die letzten Zeugen des pulsierenden Lebens werden dann oftmals vom ersten Schnee überrascht. So findet man Pilzchen mit eisiger Haube und frosterstarrte Blüten, wenn Ende November die ersten Flocken durch die Luft schweben.

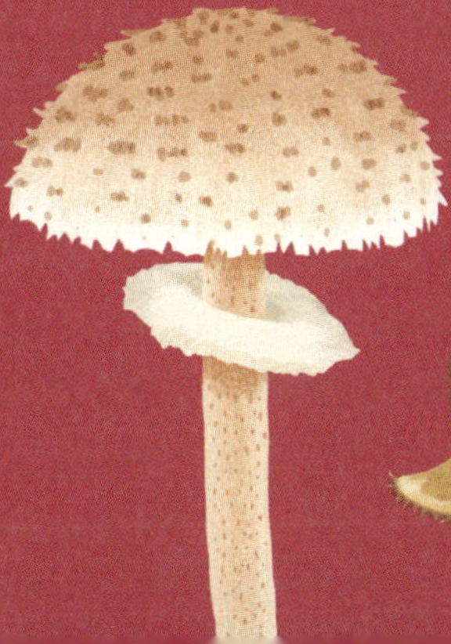

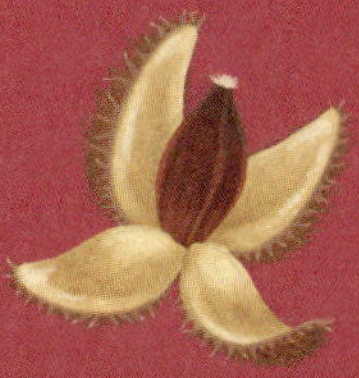

Corylus avellana

Hasel

Wirkung	Qualität	Sammelzeit
Aufbauend, anregend	Fröhlich, sinnlich, freizügig	September bis Oktober

Wenn der Volksmund davon spricht, »in die Haseln« zu gehen, so meint er ein Stelldichein im Schutz des Waldes. Und tatsächlich brachten Germanen und Kelten die Hasel mit Fruchtbarkeit, Wissen und erotischer Kraft in Verbindung. Die Römer maßen dem Strauch Frieden und Vermittlung zu. Und astrologisch wird die Hasel Venus und Merkur zugeordnet. Nach der Christianisierung war es dann nur konsequent, dass dem gläubigen Fußvolk die Hasel als Wohnsitz von Hexen, Teufel und verbotener Wollust verkauft wurde. Heutzutage wird die Hasel meist eher mit unliebsamen Allergien assoziiert - die Pollen im zeitigen Frühjahr lassen viele Nasen laufen, und auch die rohen Nüsse können bei manchen Menschen heftige Körperreaktionen auslösen.

Haselnusssträucher wachsen bevorzugt an Waldrändern. Am leichtesten sind sie im ausklingenden Winter an ihren gelben herabhängenden Kätzchen zu erkennen, sonst an ihrer typischen Wuchsform: Mehrere Stämme streben aus einem gemeinsamen Wurzelstock und tragen an ihren Ästen große, weiche, zugespitzte und ovale Blätter.

Die Blätter sind im Grunde herzförmig, vorne mit schlanker Spitze, oberseits glänzend frischgrün, unterseits heller und auf den Blattnerven behaart. Im Herbst verfärben sie sich unauffällig gelb. Sie werden fünf bis 15 Zentimeter lang und fast ebenso breit mit einem eineinhalb bis drei Zentimeter langen Stiel. Die Haselnüsse sitzen in einer grünen, glockenförmigen Fruchthülle meist in kleinen Gruppen an den Ästen und sind bei keinem anderen Baum in dieser Art zu finden. Haselnusssträucher werden selten höher als fünf bis sechs Meter und erreichen höchstens ein Alter von 80 bis 100 Jahren.

VERWENDUNG

Die Haselnuss begleitet den Menschen seit der Steinzeit. Die Nüsse sind ab August essbar, werden jedoch erst im September wirklich reif, dann erst sind sie haselnussbraun und aromatisch. Meist sind aber auch Mäuse und Eichhörnchen schnell, und man sollte bei der Ernte nicht zu lange abwarten. Die Nüsse sind reich an Lecithin, Phosphor, Eisen, Kalzium und Vitamin E und gelten als gute Nervennahrung.

In der Volksmedizin sind die Nüsse als potenzsteigerndes und fruchtbarkeitsförderndes Mittel für den Mann bekannt. Zu Hause an warmen, luftigen Plätzen getrocknet, können sie in der Schale belassen für längere Zeit bevorratet werden und auch im Winter als gesunde Knabberei genossen werden. Bei Vollmond geschnittene Astgabeln dienen als Wünschelrute. Noch bekannter ist die Verwendung der langen schlanken Stämme als unbedenklicher Grillstab für Stockbrot oder Würstchen.

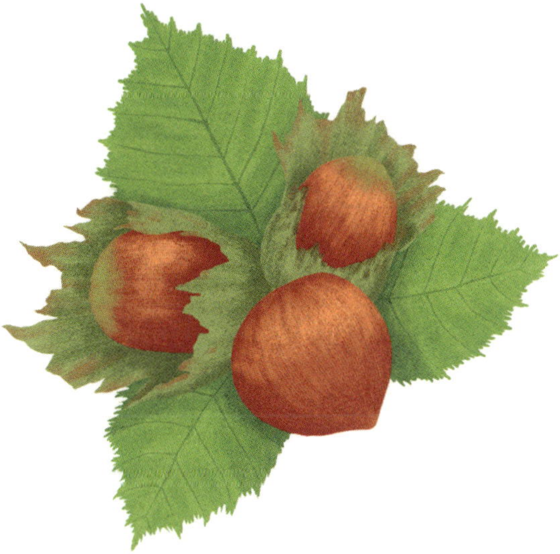

SAMMELTIPP
Geerntet werden nur vollreife, am Boden liegende Haselnüsse. Nachdem man das Hüllblatt entfernt hat, lassen sich die Nüsse gut mit dem Nussknacker öffnen. Weisen die Früchte kleine Löcher auf, kann man sich die Arbeit sparen – diese Exemplare sind/waren bereits von den dicken Larven des Haselnussbohrers, eines Rüsselkäfers, besetzt.

TIPP · TIPP · TIPP ·

Die »beschwipsten« abgeseihten Haselnüsse aus dem untenstehenden Rezept halten im Kühlschrank in einem Schraubglas mehrere Wochen. Sie verfeinern Eis oder Mehlspeisen.

Haselnusslikör

Süßer Genuss voller Mineralstoffe für Nerven und Knochenbau.

350 g ausgelöste Haselnüsse
1 l Kornschnaps (mind. 38 % Vol.)
200–250 g Zucker

Die Nüsse grob hacken und bei geringer Hitze in einer beschichteten Pfanne anrösten, bis sie zu duften beginnen.

Inzwischen Kornschnaps in ein Ansatzgefäß gießen. Haselnüsse in der Pfanne mit dem Zucker vermengen und nochmals kurz weiterrösten. Je nach Dauer entwickelt sich dadurch ein mehr oder weniger starker Karamellgeschmack.

Die noch heiße Mischung in den Alkohol gießen und verschlossen bei Zimmertemperatur im Halbschatten für ca. 6 Wochen aufbewahren. Es empfiehlt sich, den Likör hin und wieder aufzuschütteln. Nach dem Abseihen kühl und dunkel lagern.

Cetraria islandica

Isländisches Moos

Wirkung	Qualität	Sammelzeit
Antibiotisch, schleimlösend, hustenlindernd	Aufbauend, flexibel, zufrieden	Ganzjährig

Das Isländische Moos ist eigentlich keine Pflanze, sondern eine Flechte, also eine Symbiose zwischen Pilzen und Algen. Der deutsche Name ist eher verwirrend. Zunehmend selten geworden, steht es in Österreich teilweise unter Naturschutz und darf nur in einzelnen Lagern entnommen werden. Wenn an einem Standort nur wenige Exemplare auftreten, sollte man vom Sammeln absehen.

Die mehrjährige Flechte wächst vorzugsweise in trockenen Nadelwäldern, auf Lichtungen, Waldrändern und im Gebirge. Sie ist in kompakten Gebilden am Boden zu finden und weist im Sommer eine olivgrüne, an der Unterseite silbrige Farbe auf. Verwechslungsgefahr besteht mit anderen Flechten, die jedoch in der Regel deutlich blasser sind.

HEILKRAFT

Produkte aus Isländischem Moos sind auch in der Apotheke erhältlich und bekannt für ihre gute Wirkung bei Husten, Heiserkeit und zur Immunstärkung. Die Flechte hilft aber auch bei Schwächezuständen nach längerer Krankheit und Verdauungsproblemen. Ihre leichte antibiotische Wirkung macht Zubereitungen in der Regel länger haltbar. Dass die Flechte nach dem Reaktorunfall in Tschernobyl 1986 in betroffenen Regionen vermehrt Cäsium eingelagert hat, dürfte aufgrund der Kleinstmengen, die man zu sich nimmt, vernachlässigbar sein. Als besondere Inhaltsstoffe sind vor allem die enthaltenen Schleimstoffe, reizmildernden Polysaccharide, antibiotisch wirkende, bitter schmeckende Flechtensäuren, Vitamine und Mineralstoffe zu erwähnen. Nebenwirkungen sind keine bekannt. Deshalb sind Zubereitungen auch für Kinder und ältere Menschen geeignet, sie wirken schon in geringen Mengen.

Flechten sind eine Symbiose zwischen zwei verschiedenen Pilzen mit einer Grünalge oder mit Cyanobakterien. Der Pilz profitiert von der Fotosynthese der Algen oder Bakterien und bestimmt sowohl Form als auch Teilung. Er kann aber auch im Gegensatz zu seinen Einlegern selbstständig existieren. Doch nur als Team, also als Flechte, können beide Individuen Extremstandorte jeglicher Art besiedeln und bei widrigen Umständen eine mehrjährige Trockenstarre einlegen.

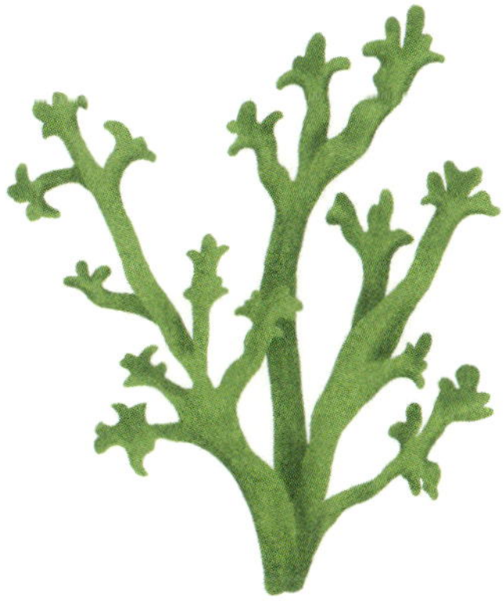

TIPP · TIPP · TIPP ·

Bei Honigansätzen kann es – vor allem wenn der Wasseranteil im Honig sehr hoch war – zur Gärung kommen und die Medizin damit alkoholisch werden (ploppt beim Öffnen des Glases). Bei der Entwicklung eines unangenehmen Geruchs ist der Honig zu entsorgen.

Tee

2 TL Isländisches Moos
250 ml Wasser

Die Flechte mit kaltem Wasser aufstellen, aufkochen lassen, nicht ziehen lassen, sondern gleich abseihen. 3 Tassen am Tag sind ausreichend.

Hustenhonig

Süßer Vorrat für die Erkältungszeit: schleimlösend und hustenlindernd.

1 Teil Isländisches Moos
2 Teile flüssiger Waldhonig

Isländisches Moos gut unter Wasser reinigen und 1 Tag trocknen lassen.

Danach die klein geschnittene Flechte abwechselnd mit Honig in ein kleines Schraubglas schichten. Die letzte Schicht sollte aus Honig bestehen. Das Schraubglas gut verschließen und an einem kühlen, dunklen Ort für 3 Monate bzw. 3 Mondphasen abstellen.

Nach dem Auszug der Inhaltsstoffe den Honig durch ein Sieb seihen und in einem ausgekochten Glas kühl und dunkel lagern.

Bei Husten 3 x täglich 1 EL Honig einnehmen.

Macrolepiota procera

Gemeiner Riesenschirmling

Wirkung	Qualität	Sammelzeit
Immunstimulierend, entzündungshemmend, antibakteriell, antimykotisch	Optimistisch, fröhlich, im Hier und Jetzt	Juni bis Oktober

Besser unter dem Namen »Parasol« bekannt, ist er ein begehrter und schmackhafter Speisepilz. Die dickfleischigen Hüte schmecken paniert fast besser als Kalbsschnitzel und können auch sonst die fleischlose Küche mit vielen wertvollen Inhaltsstoffen bereichern. Zum Einfrieren ist er leider nicht geeignet und wird besonders bei Temperaturschwankungen sehr schnell bitter und unansehnlich. Beim Trocknen bleibt zwar das Aroma erhalten, die besondere Konsistenz geht aber verloren. Das Wort Parasol hat übrigens seine Wurzeln im Französischen und bedeutet »Sonnenschirm«.

Der Parasol wächst bevorzugt in nährstoffreichen Wäldern, im Unterholz wie auch auf Wiesen. Im Herbst beginnen sich die Pilze wenige Tage nach einem Regentag oft in großer Anzahl aus dem Boden zu drängen. Charakteristisch ist der hohe Wuchs, der bis zu 40 Zentimeter betragen kann. Der Stiel ist weiß-braun gemasert und weist einen verschiebbaren Ring auf. Die Lamellen sind weiß bis cremefarben. Junge Exemplare wirken wie große Trommelschlägel, bevor sie nach wenigen Tagen aufzuschirmen beginnen. Die Huthaut ist auf ihrem weißem Grund mit bräunlichen, sich ablösenden Schuppen übersäht und weist in der Mitte einen dunkleren, matten Buckel auf. Der Pilz hat einen sehr deutlichen, angenehmen pilzig-nussigen Duft. Bei Verletzung bleibt das Pilzfleisch unverändert weiß. Verwechslungsgefahr besteht mit giftigen Schirmlingen (die nie einen genatterten Stiel haben) wie auch dem sehr giftigen weißen Knollenblätterpilz. Bei großen, stattlichen Exemplaren und den beschriebenen Merkmalen scheint mir jedoch eine Verwechslung sehr unwahrscheinlich.

TIPP · TIPP · TIPP ·

Kann man eine Parasolernte nicht sofort verarbeiten, empfiehlt es sich, die Hüte mitsamt den Stielen in ein Glas mit wenig Wasser an einen kühlen, dunklen Ort zu stellen. Spätestens am nächsten Tag sollten sie dann aber auf den Teller kommen oder als Würzpilz getrocknet werden. Parasole gehören zu den wenigen Pilzen, die ich vor der Verarbeitung nicht wasche, sondern nur mit dem Pinsel reinige.

HEILKRAFT

Der Parasol ist Teil der gesunden Küche – kalorienarm, fettfrei, reich an Vitaminen (vor allem B-Vitaminen) und Mineralstoffen. Seine Inhaltsstoffe machen ihn aber auch als Heilpilz interessant. Er unterstützt das Immunsystem und hat entzündungshemmende Eigenschaften. Offenbar wirkt er sich auch positiv auf Cholesterinwerte aus. Beim Sammeln sollte man auf Exemplare neben stark befahrenen Straßen verzichten, da die Pilze leider auch Schwermetalle wie Cadmium und Blei einlagern.

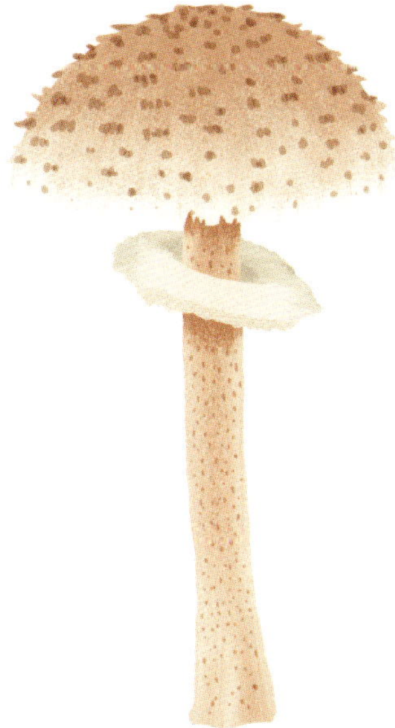

TIPP · TIPP · TIPP ·

Für Parasolsalz wird grobes Pulver aus getrocknetem Parasol mit Salz vermischt. Eine Delikatesse, die mit ihrem Nussaroma vor allem asiatische Gerichte würzt.

Kartoffel-Parasol-Auflauf

Gesammeltes Herbstglück kann nur gesund sein.

Für 3–4 Portionen
12 Kartoffeln
3 mittelgroße Parasole
200 g geriebener Ziegenkäse

Für die Béchamelsauce
60 g Butter
60 g Mehl
1 l Milch
Parasolsalz (s.o.)
Suppenwürze
Pfeffer
1 Prise Muskatnuss, frisch gerieben
1 Ei

Für die Béchamelsauce Butter schmelzen, Mehl mit dem Schneebesen beimengen und anschließend Milch langsam und klümpchenfrei einrühren. Immer wieder rühren, bis die Sauce einzudicken beginnt. Vom Herd nehmen, kräftig würzen und auskühlen lassen.

Backofen auf 180 °C Ober-/Unterhitze vorheizen, Auflaufform ausbuttern.

Ei mit dem Schneebesen in die Béchamelsauce rühren.

Kartoffeln schälen, waschen und blättrig schneiden.

Die Stiele aus den Parasolhüten drehen, Hüte halbieren, auf Wurmstichigkeit kontrollieren und mit einem Pinsel von Nadeln oder anderen Verunreinigungen säubern.

Pilze in ca. 1 cm dicke Scheiben schneiden und abwechselnd mit den Kartoffelscheiben in die Auflaufform schichten. Mit der Béchamelsauce übergießen, mit Käse bestreuen und ca. 1 Stunde im Ofen backen.

Dazu passt sehr gut Salat und Weißbrot.

Urtica dioica

Brennnesselsamen

Wirkung	Qualität	Sammelzeit
Stoffwechselanregend, stärkend, aphrodisierend	Kraftvoll, sich behauptend, selbstbewusst	August bis Oktober

VERWENDUNG

Die Samen der Brennnessel können schon ab August geerntet werden. Sie hängen zunächst in üppigen grünen Trauben an den zunehmend blattlosen Stielen, bevor sie langsam in ein helles Braun umfärben.

Die Brennnesselsamen können in jedem Stadium verwendet werden, variieren jedoch innerhalb ihrer Reifung leicht im Geschmack. Während die jungen Samen eher grün schmecken, entwickelt sich mit zunehmendem Alter ein nussiges Aroma. Die gesammelten Samen können in der Küche Verwendung finden oder als besondere Kraftnahrung getrocknet für den Winter bevorratet werden. Reich an Eiweiß, ungesättigten Fettsäuren und Vitaminen wirken die Samen anregend, Müdigkeit vertreibend und gelten unter anderem als Aphrodisiakum. Der hohe Eiweißgehalt macht den Brennnesselsamen speziell für Sportler zu einer perfekten pflanzlichen Proteinquelle.

Steckbrief der Brennnessel auf Seite 25

Wer die besondere Kraft der Brennnesselsamen für sich nutzen möchte, kann sie täglich in den Speiseplan einbauen und Müsli, Smoothies sowie Saucen beigeben. Man kann aber auch die zerstoßenen Samen mit Wasser oder Honig teelöffelweise zu sich nehmen. Roh genossen können die noch grünen Samen leicht auf der Zunge nesseln. Bei geringer Hitze trocken angeröstet oder gekocht sind sie eine besondere Delikatesse.

Die Große Brennnessel ist zweihäusig. Das bedeutet, dass es Brennnesselmännchen und -weibchen gibt, die meist einträchtig nebeneinanderstehen. Die männlichen Pflanzen weisen zartere Rispen auf und stehen rechtwinkelig oder leicht nach oben zeigend vom Stängel ab und entwickeln keine Nüsschen, sondern kleine kugelige Blüten. Proteinreich sind vor allem die Samen und weniger die Blüten.

Brennnesselsamenkekse

Energie-Kick für Klein und Groß.

120 g Zucker
150 g Butter
1 Ei
150 g Mehl
150 g Grieß
½ TL Backpulver
10 g Brennnesselsamen
20 g Mandeln, gerieben

Zucker, Butter und Ei schaumig rühren. Mehl, Grieß, Backpulver, Brennnesselsamen und Mandeln einrühren. 15 Minuten quellen lassen.

Inzwischen den Backofen auf 180 °C Heißluft vorheizen, ein Backblech mit Backpapier belegen.

Kleine Nocken ausstechen, mit ausreichend Abstand auf das Backblech legen und 10 Minuten im vorgeheizten Backofen hell backen.

Eine feste Konsistenz erhalten die Brennnesselsamenkekse erst nach dem vollständigen Abkühlen.

Brennnesselsamenpesto

Für ein starkes Immunsystem.

Etwas Salz
3 Handvoll frische Brennnesselsamen
120 g Sonnenblumenkerne
1 kleine Knoblauchzehe
ca. 150 ml hochwertiges Olivenöl

Die abgerebelten Brennnesselsamen mit Sonnenblumenkernen, dem klein geschnittenen Knoblauch, Salz und Olivenöl in den Standmixer geben und pürieren.

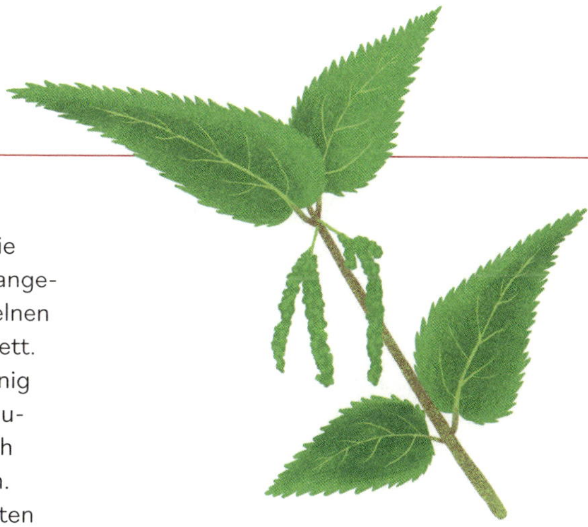

SAMMELTIPP

Ich ernte an einem sonnigen Tag immer die ganzen, dicht mit Brennnesselsamen behangenen Ruten, pflücke erst zu Hause die einzelnen Rispen ab und lege sie auf ein großes Tablett. Bei dieser Arbeit verwende ich, da mit wenig Hornhaut gesegnet, in der Regel Handschuhe. Die getrockneten Samenrispen fülle ich in ein grobes Sieb und rühre mehrfach um. Die durchgerutschten und somit gereinigten Nüsschen bewahre ich in einem Schraubglas auf. Es empfiehlt sich aber vor der endgültigen Bevorratung die Samen nochmals genau auf kleine Insekten zu prüfen.

Quercus robur

Eiche

Wirkung	Qualität	Sammelzeit
Zusammenziehend, kräftigend, entzündungshemmend	Wärmend, zentriert, zielgerichtet	Oktober bis März

Die Eiche galt bereits den Kelten als heiliger Baum. Das keltische Wort »Druide« für Priester wird von »duir« für Eiche abgeleitet. Tür und Tor dürften ebenso ihren Ursprung in diesem Wort haben. Eichenhaine waren die Kirchen der Kelten, Misteln auf Eichen ihre Zauberpflanzen. Das Buchengewächs spielte auch in anderen Kulturen wie bei den Goten, Germanen und Römern eine bedeutende Rolle. Der Baum wurde in der Regel mit männlichen Attributen wie Kraft, Ausdauer und Macht in Verbindung gebracht und dementsprechend dem kräftigsten Gott zugesprochen. Mit einer Lebenserwartung bis zu 1000 Jahren und einer knorrigen Wuchshöhe bis an die 40 Meter zählt die Eiche zu den eindrucksvollsten Baumarten in unseren heimischen Wäldern.

Die im Mühlviertel häufige Stieleiche kommt mit schlecht nährstoffversorgten, kargen Standorten, aber auch mit zeitweiligen Überschwemmungen zurecht. Grundvoraussetzung für Eichen ist immer genügend Licht. In einem tiefgründigen Mischwald haben auf Dauer die Buchen den längeren Atem. Sie überholen letztendlich jede Eiche, die im Schatten der ausladenden Buchenkronen verkümmert. Das typische, sich im Oktober langsam gelbbraun verfärbende Laub sowie herabgefallene Eicheln sind gut erkennbar und schließen Verwechslungen aus.

VERWENDUNG

Die kohlehydrat- und proteinreichen Eicheln sind nicht nur für Schweine eine wichtige Nahrungsquelle. Eichelkaffee, der vor allem in der Nachkriegszeit eine Rolle spielte, bedarf zwar einer relativ arbeitsintensiven Verarbeitung, wird aber mit etwas Mühe zu einem aufbauenden Getränk sowohl für kranke und ältere Menschen als auch für Kinder. Mit Kaffee sollte man, um Enttäuschungen zu vermeiden, diesen Aufguss jedoch nicht vergleichen.

Das Holz der Eiche eignet sich sehr gut zum Räuchern. Es können dafür Zweige gesammelt und getrocknet oder Stücke von Holzscheiten abgebrochen oder abgeschabt werden. Ein hoher Rindenanteil kann einen leicht unangenehmen Ammoniakduft am Räucherstövchen verbreiten. Der Duft von Eichenholz ist warm und erdig.

SAMMELTIPP

Die Früchte des Baumes sind im Sommer grün und giftig. Erst im Herbst, wenn sie bräunlich geworden sind und vom Baum fallen, können sie nach einigen Verarbeitungsschritten verzehrt werden. Findet man im Winter bis in den März hinein unter dem Eichenlaub noch frische oder keimende Früchte, können diese ebenso verarbeitet werden.

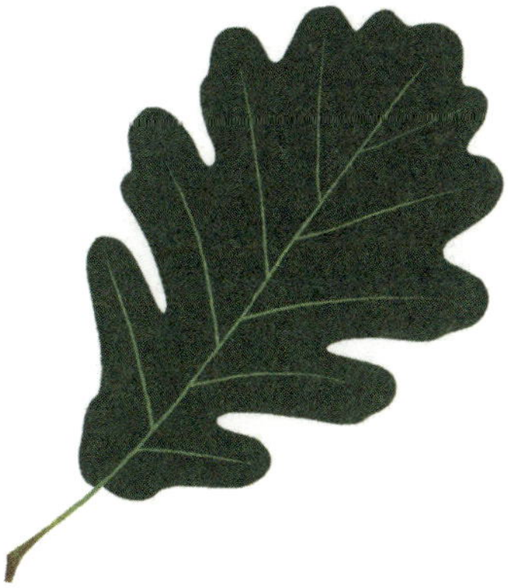

Räuchermischung für Stärke und Selbstvertrauen

Dualität vereint sich im Rauch.

1 Teil Eichenholz – männliche Kraft
1 Teil Eisenkraut – Kommunikation und Ausdruck
1 Teil Lavendel – weibliche Kraft

Die getrockneten Kräuter und das Holz im Mörser zerkleinern oder direkt auf das Gitter eines Räucherstövchens legen. Sie können auch auf einer Kohle verräuchert werden.

Diese Räuchermischung vereint männliche und weibliche Kraft, hilft dabei, sich in fordernden Zeiten an die innere Stärke zu erinnern und diese selbstbewusst nach außen zu tragen. Die Mischung verbleibt so lange am Stövchen, wie der Duft als angenehm empfunden wird, was von wenigen Minuten bis zu einer Stunde oder länger dauern kann.

Bei Verwendung von Kohle: Nachdem etwas Rauch aufgestiegen ist, das Räuchergut mit einem Stab von der Kohle schieben. Eine zu lange Verweildauer entwickelt einen unangenehmen Geruch.

TIPP · TIPP · TIPP ·

Gehölze eignen sich allgemein sehr gut zum Räuchern, sie geben am Stövchen sehr lang einen angenehmen Duft ab und können mitunter auch längere Zeit verbleiben. Jede Holzart hat ihr charakteristisches Aroma und kann auf verschiedenen Ebenen wirken. Frei werdende Terpene können desinfizieren und Stress abbauen, der Geruch kann mit schönen Erinnerungen verbunden werden und die Seele der Pflanze im Rauch tanzend Wünsche in den Himmel tragen.

Eichelkaffee

Das nussige Getränk hilft nach längerer Krankheit wieder auf die Beine – ohne Koffein und glutenfrei!

1 Handvoll Eicheln
½ TL Natron
Wasser

Eicheln zum leichteren Schälen einige Tage im Haus nachtrocknen oder auf einem Backblech in noch feuchtem Zustand für wenige Minuten im Ofen bei 150 °C backen. Mit einem Nussknacker öffnen und mit einem kleinen Keramikmesser die Schale und die braune Haut entfernen. Wurmstichige und dunkel verfärbte Exemplare aussortieren. In grobe Stücke zerkleinern, die weißen Eicheln für mehrere Stunden in lauwarmes, mit Natron versetztes Wasser einlegen.

Aus dem verfärbten Wasser abseihen und erneut in frisches Wasser einlegen. Diesen Vorgang so lange wiederholen, bis das Wasser klar bleibt. Das kann durchaus 1–2 Tage in Anspruch nehmen.

Nach dem Abseihen Eicheln in ca. 0,5 mm große Stückchen hacken und in einer beschichteten Pfanne ohne Öl bei geringer Hitze ca. 20–30 Minuten goldbraun rösten.

In einer Kaffeemühle mahlen oder mithilfe eines Mörsers, Mixers etc. zu feinem Pulver verarbeiten.

Das Pulver in einen Teebeutel füllen und mit kochendem Wasser übergießen. 5 Minuten ziehen lassen, wahlweise mit Zucker und/oder Gewürzen verfeinern.

Da sich der Eichelkaffee nicht sehr lang hält, empfiehlt es sich, immer nur kleine Mengen herzustellen. Größere, bereits gewässerte und getrocknete Eicheln halten sich länger, bevor sie ranzig werden.

TIPP · TIPP · TIPP ·

Das mehrfache Wässern der Eicheln bewirkt eine Reduktion der enthaltenen Gerbstoffe, die bitter schmecken und bei einer Überdosierung zu Verdauungsproblemen führen können. Der Geschmack des Eichelkaffees lässt sich je nach Zeitdauer des Einweichens variieren.

Möchte man Eichelmehl herstellen, werden die für mindestens 2 Tage durch Wässern entbitterten Eicheln durch den Fleischwolf gedreht und getrocknet. Das vollständig getrocknete Granulat wird in einer Handmühle oder einem Standmixer zu Mehl zerrieben. Es muss vor dem Genuss mindestens 10 Minuten erhitzt werden und eignet sich daher praktischerweise zum Backen von Brot, wobei ein Mischverhältnis von 1:2 mit Weizenmehl zu empfehlen ist.

Symphytum officinale

Beinwell

Wirkung	Qualität	Sammelzeit
Wundheilend, gewebebildend, antirheumatisch	Kraftvoll, selbstbewusst, stolz, magisch	Oktober bis November

Der Beinwell ist eine ungemein (heil-)kräftige Pflanze mit jahrhundertelanger Tradition in der Volksheilkunde. Das Kraut ist vor allem dafür bekannt, Knochenbrüche schneller heilen zu lassen. Durch seine leberschädigenden Alkaloide ist es leider bei innerlicher Anwendung sehr in Verruf geraten. Kulinarisch ist die Wurzel aber auch nicht besonders schmackhaft und für Salben eindeutig besser geeignet.

Beinwell wird mitunter auch als Comfrey bezeichnet und in der heutigen Naturheilkunde vielfach für äußerliche Beschwerden eingesetzt. Bei der Suche nach Wurzelpflanzen empfiehlt es sich, bereits im Sommer die Standorte ausfindig zu machen. Mit seinen violetten, glockenförmigen Blüten und lanzettlichen, steifen Blättern ist der imposante Beinwell sehr leicht zu bestimmen, während der Blütenstand im Oktober meist nicht mehr erkennbar ist, und die sich langsam braun verfärbenden Blätter dann schlaff am Boden liegen.

Die krautige Pflanze kann an stickstoffreichen Standorten bis zu einen Meter hoch werden. Ihre Blätter wie auch der Stiel sind rau, borstig behaart und haben, derselben Familie angehörend, Ähnlichkeit mit dem ungiftigen Gefleckten Lungenkraut. Man findet den Beinwell entlang von Bachläufen und Wegrändern, im Wald und am Waldesrand, bevorzugt aber auch auf Erdhügeln oder Holzlagerplätzen.

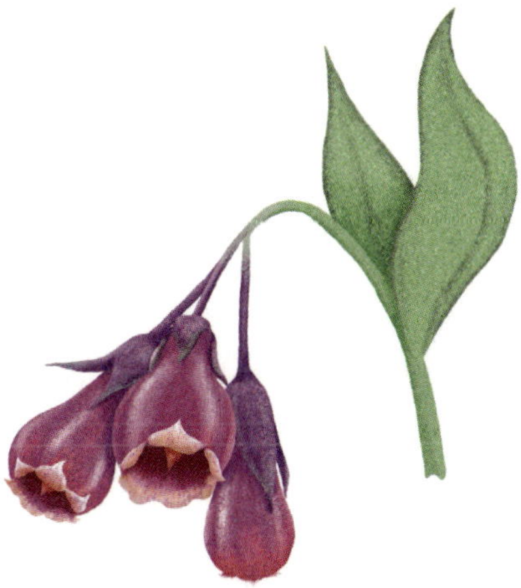

VERWENDUNG

Wenn Ende Oktober die krautigen Pflanzen welken und sich die Lebenskraft in die Wurzel zurückzieht, beginnt die Erntezeit. Als bester Tageszeitpunkt bietet sich vor allem der frühe Vormittag an. Die Wurzeln können je nach Exemplar daumendick sein und sehr weit in die Tiefe reichen. Ihre dunkelbraune bis schwarze Farbe hat dem Beinwell auch den Volksnamen »Schwarzwurzel« eingebracht, was leider immer wieder zu Verwechslungen mit der Garten-Schwarzwurzel (Scorzonera hispanica) führt, die auch als Gemüse verwendet werden kann.

Die heilkräftige Wurzel des Beinwells ist mit einer Vielzahl an besonderen Inhaltsstoffen wie Allantoin, Inulin, Kieselsäure und Schleimstoffen vorzugsweise zur Salbenherstellung oder alternativ als Wurzelbreiauflage geeignet. Beinwell hilft bei allen stumpfen Verletzungen und kann auch bei Knochenbrüchen nach der Gipsentfernung die Kallusbildung unterstützen. Gicht, Rheuma und Schwangerschaftsstreifen werden in der Literatur ebenso als Anwendungsgebiete angegeben. Aufgrund der enthaltenen Kieselsäure ist die Salbe auch als Brustbalsam bei Husten wirksam.

SAMMELTIPP

Ich grabe Wurzeln mit einem kleinen Rehbockgeweih, einem sogenannten »Krickerl«, und den bloßen Händen aus. Eine schöne, erdige Tätigkeit, die mich mit meinen kräuterkundigen Ahnen in Verbindung bringt. Abnehmender Mond und Wurzeltage (Stier, Steinbock und Jungfrau) sind optimale Zeitpunkte, wenn ich leise die Merseburger Zaubersprüche summend und mit klammen Fingern die Wurzel aus dem Boden löse. Zur Wurzelernte wähle ich in der Regel einen bewölkten Tag, was Ende Oktober, Anfang November nicht unbedingt schwierig ist. Die Wurzel als Geschöpf der Erde sollte nicht mehr der Sonne ausgesetzt werden. Mit dem ersten Novemberneumond endet für mich die Wurzelerntesaison.

TIPP · TIPP · TIPP ·

Wer einen Tischherd besitzt, rührt Salben am Herdrand. Das Bienenwachs erwärme ich im Wasserbad. Allgemein verwende ich Geschirr, das ich zweckgebunden zum Salbenrühren einsetze und auf Flohmärkten gekauft habe.

Beinwellsalbe

Eine Salbe gegen Traumata wie Zerrungen, Prellungen und Verstauchungen.

3 Beinwellwurzeln
80 g Cera Lanae (ungebleichtes Wollwachs, Lanolin – in der Apotheke erhältlich)
½ l hochwertiges Olivenöl
20 g Bienenwachs

Beinwellwurzeln sehr gründlich unter fließendem Wasser reinigen, am besten mit einer kleinen Handwaschbürste. Mit einem Keramikmesser klein schneiden.

In einem Topf das Wollwachs bei mittlerer Hitze schmelzen, das Olivenöl und die Wurzeln zufügen und mehrere Stunden bei geringer Temperatur ausziehen lassen, sodass die Wirk- und Schleimstoffe schonend in die Salbe übergehen können. Es können kleine Bläschen aufsteigen, aber das Öl sollte auf keinen Fall zu rauchen beginnen, die Wurzeln dürfen nicht frittiert werden.

Salbe durch ein sauberes Stofftuch seihen und erneut auf dem Ofen erhitzen. Sind flüssiges Wachs und Salbe annähernd auf gleicher Temperatur, können sie vermischt werden. Flockt das Wachs aus, was bei den ersten Salbenrührversuchen ohne Thermometer durchaus einmal passieren kann, war die Salbe noch zu kalt und muss weiter erhitzt werden, bis sich das Wachs vollständig aufgelöst hat.

Beim Abkühlen weiterrühren, bis die Salbe etwas dickflüssiger wird. In vorbereitete Schraubgläser füllen, etikettieren, kühl und dunkel lagern.

Angelica sylvestris

Waldengelwurz

Wirkung	Qualität	Sammelzeit
Verdauungsfördernd, auswurffördernd, stoffwechselanregend, antibakteriell	Hell, liebevoll, kraftvoll, segnend	Oktober bis November

Die Waldengelwurz ist die kleine, wilde Schwester der Arzneiengelwurz, die besonders in Zeiten der Pestepidemien sehr begehrt war und als abwehrend gegen alles Böse galt. Deshalb wurde sie beinahe ausgerottet. Die Waldengelwurz mit derselben, jedoch etwas schwächer ausgeprägten Wirkung wächst zum Glück in der Regel noch sehr üppig in unseren Wäldern.

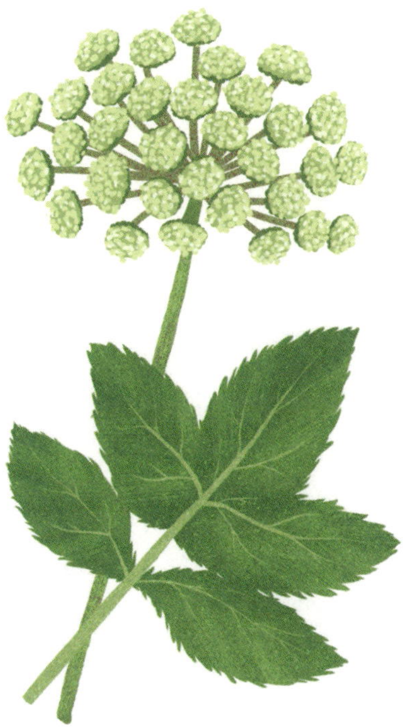

Die Waldengelwurz gedeiht bevorzugt an nordseitigen Waldrändern, entlang von Bächen und feuchten Waldwegen. Trotz ihres hohen Wuchses von meist über einem Meter und ihren großen, weißen kugeligen Blüten im Sommer verschwindet sie oftmals im Unterholz und wird nur selten bewusst wahrgenommen.

Im Herbst zeigen die hohen, braunen Samenstände, freigegeben vom umwuchernden Grün, die Standorte der absterbenden, mittlerweile zwei Jahre alten Engelwurz. Im ersten Jahr bilden sich lediglich bodennahe Fiederblätter, die dem Laub von Holunder und Giersch ähneln. Die kräftigen Stängel sind an den Blattscheiden oftmals rötlich bereift.

Bei den Doldenblütlern gibt es etliche giftige Vertreter – vor allem in Wassernähe, wo sich auch die Waldengelwurz gerne ansiedelt. Es ist deshalb angeraten, bei der Suche nach der Waldengelwurz eine fachkundige Begleitung oder ein gutes Bestimmungsbuch zur Hilfe zu nehmen.

VERWENDUNG

Aus den erwähnten Gründen gilt das Sammeln der Engelwurzwurzel als Fortgeschrittenenübung. Für die Ernte eignen sich nur die kraftvollen Wurzeln der einjährigen Pflanze. Exemplare mit Samenständen sind nicht mehr zu empfehlen - ihre Wurzeln sind eingetrocknet und zäh.

Hat man eine Waldengelwurz anhand ihrer Blätter eindeutig zugeordnet, wird die Wurzel vorsichtig mit einem Ast oder einem kleinen Rehbockgeweih aus dem Boden gelöst.

Die weiße Wurzel hat einen intensiven Duft nach Petersilie. Als Wirksubstanzen sind vor allem ätherische Öle, Bitter- und Gerbstoffe bekannt. Zubereitungen finden äußerlich als Salbe oder innerlich als Tee oder Tinktur Anwendung. Ob gynäkologische Probleme, Rheuma und Gicht oder Störungen des vegetativen Nervensystems - die Waldengelwurz ist, bei Affinität zur Pflanze, ein vielseitiges Heilkraut.

Die ganze Pflanze wie auch die Wurzel kann aber auch im kulinarischen Bereich für Liköre oder Wildgemüse eingesetzt werden. Beim Verräuchern verbreitet die Wurzel ihre sanfte Energie: Segnend und lichtbringend tanzt sie durch die winterlichen Räume.

Sowohl innerliche als auch äußerliche Engelwurzzubereitungen machen geringfügig lichtempfindlicher. Deshalb sollte einige Tage nach der Verwendung auf Sonnenbäder verzichtet werden. In der Schwangerschaft ist von der Engelwurz abzuraten, da das in ihr enthaltene Öl eine abortive Wirkung aufweist.

SAMMELTIPP

Es empfiehlt sich, beim Graben nach der Engelwurzwurzel auf lockeren Untergrund zu achten und besser ein Exemplar auf Böschungen als auf verdichteten Wegen auszuwählen. Bei empfindlicher Haut kann das Berühren der Pflanze in seltenen Fällen zu Hautreizungen führen. Weiß man, dass man auf diese Weise reagiert, sollte man allgemein von der Verwendung der Engelwurz absehen.

Wie beim Ernten aller Kräuter sollte man nur so viel Engelwurzwurzel nehmen, wie man auch wirklich benötigt, und beim Ausgraben viel Achtsamkeit walten lassen. Gerne lasse ich an der Stelle eine Haarsträhne oder ein ganz bewusstes Danke als kleines Geschenk für die Natur zurück.

TIPP · TIPP · TIPP ·

Einen Balsam aus Waldengelwurz stelle ich nach demselben Rezept wie die Beinwellsalbe auf S. 100 her. Gegen Schnupfen, Husten und Ansteckung die Salbe auf Brust und Nasenflügel auftragen.

Ich trage die Salbe auch gerne vor energetischer Arbeit auf Stirn- und Herzchakra auf, denn Engelwurz unterstützt Hellsicht und öffnet das Herz. Sie ist die Pflanze der Liebenden und der Kinder.

Waldräucherwerk

Stimmungsaufheller für trübe Tage – für alle hoffnungsvollen Neubeginne.

½ Teil Waldengelwurzwurzel, getrocknet
½ Teil Wacholderbeeren, getrocknet
1 Teil Birkenzweige/-rinde, getrocknet

Wurzeln und Wacholderbeeren in einem Mörser zerkleinern, Birkenzweige bzw. -rinde mit den Fingern in kleine Stücke zerteilen. Alle Zutaten miteinander vermengen und in ein kleines Schraubglas füllen.

Zum Verräuchern braucht es nur kleine Mengen. Das besondere Aroma entfaltet sich vor allem auf einem Räucherstövchen – zwischen äußerem Rand und Mitte des Räuchergitters aufgelegt. Die Wärme kommt von einem Teelicht darunter. Es darf nicht rauchen oder verbrannt riechen! Lässt der würzige Duft nach, kann man das Räuchergut mit einem hitzebeständigen Gegenstand wenden. Ist es dunkel geworden – sind alle ätherischen Öle entwichen –, gibt man das ausgekühlte Räucherwerk wieder an die Natur zurück.

Tee

2 TL Waldengelwurzwurzel
250 ml Wasser

Die Wurzel im Wasser zum Kochen bringen, 5 Minuten ziehen lassen und abseihen. 3 Tassen am Tag sind ausreichend.

Waldengelwurz-Honigwein

Enthaltene Furanocumarine wirken nicht nur im Magen-Darm-Bereich krampflösend und entspannend.

1 Waldengelwurzwurzel, frisch oder getrocknet
5 Kardamomkapseln
1 Zimtstange
3 Gewürznelken
1 Prise Galgant
750 ml Met

Die Wurzel gut unter Wasser reinigen und in kleine Stücke schneiden.

Die Kardamomkapseln aufbrechen oder mit dem Mörser kurz quetschen. Gemeinsam mit den anderen Gewürzen, der Wurzel und dem Honigwein einmal kurz aufkochen lassen und dann vom Herd ziehen. Alles für mindestens 30 Minuten ziehen lassen.

Met durch einen Kaffeefilter abseihen und kühl sowie lichtgeschützt lagern. Der Honigwein hilft bei Verdauungsbeschwerden und kann, wieder leicht erwärmt, bei Husten und Erkältungssymptomen angewendet werden.

Fagus sylvatica

Bucheckern

Wirkung	Qualität	Sammelzeit
Stoffwechselanregend, stärkend	Nährend, freigiebig, unkompliziert	Oktober bis März

VERWENDUNG

Die Samen der Buche (Bucheckern) reifen in der Regel erst ab Oktober aus. Früchte, die im September den Boden bedecken, sind meist taub und oftmals von Insektenlarven hohlgefressen.

In geringen Mengen – als Richtwert gelten ca. 10 Bucheckern für Erwachsene – können sie auch roh verzehrt werden. Auf übermäßigen Genuss der rohen Früchte sollte man aber lieber verzichten. Das Verspeisen kann Kopf- und Bauchschmerzen bis hin zu Erbrechen auslösen. Deshalb sollten Bucheckern besser erhitzt werden. Beim langsamen Rösten der ausgelösten Kerne in einer beschichteten Pfanne werden das leicht giftige Fagin und die in geringer Menge enthaltene Blausäure unschädlich gemacht, während das nussige Aroma noch verfeinert wird.

Bucheckern sind sehr reich an mehrfach ungesättigten Fettsäuren, aber auch an Vitaminen und Mineralstoffen. Die energiereichen Früchte finden vor allem in der Küche viele Verwendungsmöglichkeiten und regen zum Experimentieren an. Sind die Bucheckern überbrüht, geröstet oder gemahlen und anschließend gebacken worden, können sie bedenkenlos verwendet werden.

SAMMELTIPP

In guten Bucheckernjahren, den sogenannten »Mastjahren«, ist es meist sehr einfach, unter großen Buchen genügend Früchte für den Eigengebrauch zu finden. Die Eckern lese ich vom Boden auf und löse sie an Ort und Stelle aus ihrem igeligen Zuhause, wenn sie nicht ohnehin schon ohne Schale zu finden sind. Das aufwendigere Schälen erledige ich lieber erst zu Hause nach der Ernte. Möchte man größere Mengen sammeln, empfiehlt es sich, ein weißes Bettlaken unter einer Buche auszubreiten und zu warten, bis der Wind einen beschenkt.

Steckbrief der Buche auf Seite 146

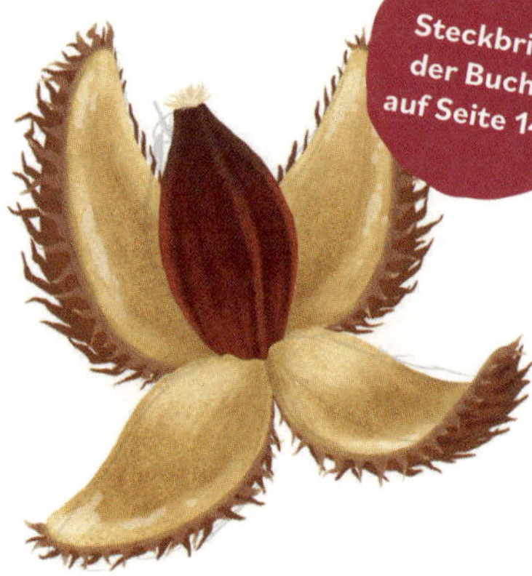

Knabberzeug

Ein lohnender Aufwand für vitaminreichen Knabbergenuss aus den heimischen Wäldern.

Bucheckern
etwas Salz

Die Bucheckern mit einem kleinen Messer aus der dreikantigen Hülle schälen. Man kann die Bucheckern auch mit kochendem Wasser übergießen, damit sich die Schale etwas leichter ablösen lässt.

Die Bucheckernkerne gegebenenfalls grob hacken (die innere braune, häutige Ummantelung kann belassen werden) und in einer beschichteten Pfanne bei mittlerer Temperatur sanft rösten, bis sie angenehm zu duften und leicht zu bräunen beginnen.

Die Bucheckernkerne mit etwas Salz vermischen und abkühlen lassen.

Bucheckernmehl

Geröstete Bucheckernkerne (siehe oben), ungesalzen

Aus den gerösteten (ungesalzenen) Bucheckernkernen lässt sich auch ein herrliches Mehl herstellen. Dafür werden sie einfach nur fein gemahlen oder gemixt.

Dieses Bucheckernmehl wird mit Weizenmehl gemischt (maximal 1:1) und kann für Kuchen, Kekse oder auch Brot verwendet werden.

TIPP · TIPP · TIPP ·

Ob zum Knabbern an gemütlichen Herbstabenden, als Salattopping, ins Müsli oder in Brot eingebacken – Verwendungsmöglichkeiten für Bucheckern gibt es zahllose.

»Gute« Bucheckern erkennt man daran, dass sie kein Loch aufweisen – dies würde von der Tätigkeit des Bucheckernwicklers (der Raupe eines Schmetterlings) zeugen. Sie fühlen sich schwerer an und sinken in einer Wasserschale nach unten, wohingegen »taube« Eckern oben schwimmen.

Piptoporus Betulinus

Birkenporling

Wirkung	Qualität	Sammelzeit
Entzündungshemmend, antiparasitär, antibiotisch	Neugierig, praktisch veranlagt, über den Dingen	Oktober bis Dezember

Zunehmende Bekanntheit hat der Birkenporling durch »Ötzi« erlangt, die Mumie aus dem Similaungletscher, der diesen Pilz bei sich trug und aller Wahrscheinlichkeit nach für Gesundheitszwecke verwendete. Aus kulinarischer Sicht ist der Pilz uninteressant, da er sehr bitter schmeckt.

Die einjährigen Fruchtkörper des Birkenporlings wachsen ausnahmslos an Birken. Er befällt nur geschwächte Bäume oder abgestorbenes Holz und bildet zunächst grau-weiße, später an der Oberseite braune Fruchtkörper aus. Eine Verwechslungsmöglichkeit mit giftigen Pilzen besteht nicht.

HEILKRAFT

Eines seiner wichtigsten Anwendungsgebiete sind Magen-Darm-Erkrankungen wie Sodbrennen, Blähungen oder auch Darmparasiten. Seine antibiotische und entzündungshemmende Wirkung kann darüber hinaus bei einer Vielzahl von Krankheiten Linderung herbeiführen. Für seine Heilwirkung relevante Inhaltsstoffe sind unter anderem das antibiotisch wirksame Piptamin, Polyporensäuren, Betulin und Betulinsäure. Nebenwirkungen sind bisher bei der Einnahme von Birkenporlingszubereitungen nicht bekannt.

SAMMELTIPP

Nach den ersten Frösten können die Birkenporlinge nur noch bedingt gesammelt werden, da sie dann fleckig und zunehmend hart sind. Gesammelt werden ausschließlich junge Exemplare, die bereits eine Größe von mehr als zehn Zentimetern erreicht haben, aber sich noch mit geringem Kraftaufwand zerkleinern lassen. Ich schneide den Pilz vor dem Trocknen in kleine handliche Würfel, es gibt aber auch Berichte vom unkonventionellen Einsatz der Brotschneidemaschine. Für die Herstellung eines Pilzpulvers eignet sich eine alte, gut gereinigte Kaffeemühle. Die Pilzwürfel wie auch das Pulver sind lichtgeschützt, kühl und trocken gelagert mehrere Jahre haltbar.

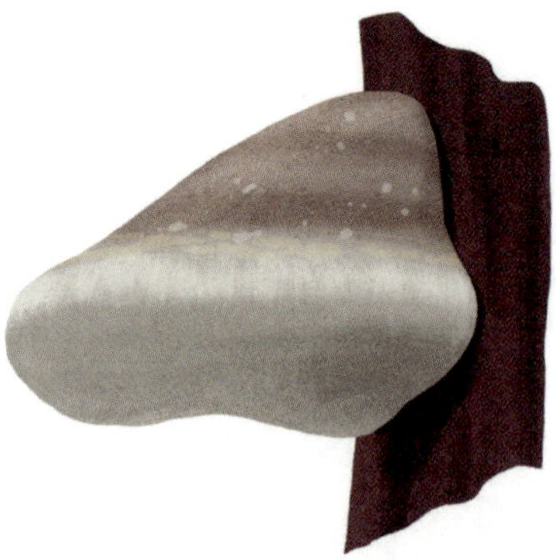

Tee

1 TL Pilzpulver
250 ml Wasser

Pilzpulver für 30 Minuten aufkochen lassen, dann abseihen. Verwendet man Pilzstücke, sollten diese vor dem Aufkochen bereits über Nacht in das Teewasser eingelegt werden.

Der Birkenporlingtee wird schlückchenweise über den Tag kurmäßig für max. 3 Wochen getrunken. Um eine bessere Verteilung innerhalb eines erkrankten Magens herbeizuführen, wird empfohlen, sich nach dem Trinken kurz hinzulegen und sich nach rechts und links zu rollen.

Räuchern mit Birkenporling

Die getrockneten Pilzwürfel können auch am Räucherstövchen zur Anwendung kommen. Um den besonderen Duft, der zwischen holzig und pilzig einzuordnen ist, genießen zu können, empfiehlt es sich, die Pilzstücke am Gitterrand zu platzieren. Direkt über der Flamme verbrennen sie sehr schnell und sollten deshalb auch nie unbeaufsichtigt verräuchert werden.

Dieser Umstand lässt sich jedoch auch dafür nutzen, den Birkenporling ähnlich dem Zunderschwamm zu verwenden. Nach dem Entzünden glimmt das Pilzstück lange weiter. Auf dem verglosenden Porling können wiederum Kräuter verräuchert werden.

Für die Verwendung einer solchen »alternativen« Räucherkohle empfehle ich jedoch das Entzünden im Freien, da der Duft anfänglich doch sehr verbrannt anmutet. In weiterer Folge ist das Aroma des Rauches leicht mit anderen Kräutern überdeckbar bzw. bekommt er sogar einen angenehmen, holzigen Birkenduft.

TIPP · TIPP · TIPP ·

Ich persönlich trinke einen Aufguss des Birkenporlings lieber mit etwas Gemüsebrühe, sozusagen als Pilzsuppe. Der Geschmack wirkt fast etwas seifig, legt sich dann aber sehr angenehm über die Schleimhäute, macht den Mundraum gefühlt weicher: ein spürbarer Schutzfilm.

Selbstgemachte Räucherstäbchen

Heilsamer Rauch – einfach, ohne Chemie und wunderbar duftend.

2 EL Mehl
1 EL Zucker
ca. 375 ml Wasser
18 EL trockene Kräuter und Pilze (Lavendel, Wacholder, Salbei, Beifuß, Waldengelwurz, Waldmeister, Haselwurz, Eichenmoos, Birkenporling …)
2 EL Gewürze (Zimt, Nelken, Kardamom, Sternanis, Safran …)
10 EL Harze (Fichten-, Tannen-, Lärchen-, Kiefernharz, Weihrauch, Myrrhe …)
1 kleine Räucherkohle

Mehl und Zucker in das Wasser einrühren und erhitzen, bis die Masse einzudicken beginnt.

Vom Herd nehmen und auskühlen lassen.

Kräuter und Gewürze in einem Standmixer sehr fein zerkleinern, denn gröbere Stücke stören später beim Rollen der Räucherstäbchen.

Die Harze in einem Mörser fein zerreiben (sie würden im Mixer schmelzen!), die Räucherkohle ebenso pulverisieren.

Sobald die Mehl-Zucker-Mischung vollständig ausgekühlt ist, der Mischung aus Kräutern, Gewürzen, Harzen und der Kohle so viel zufügen, dass eine dicke Knetmasse entsteht.

Auf einer glatten Oberfläche ca. 6 cm lange, 3–4 mm dicke Stäbchen unter den Handflächen rollen. Am unteren Ende vorsichtig einen Zahnstocher hineinstecken und die noch weichen Räucherstäbchen auf ein mit Backpapier belegtes Backblech legen.

Bei ca. 40–50 °C die Räucherstäbchen im Ofen trocknen, bis sie fest sind. Luftdicht verschlossen lagern.

TIPP · TIPP · TIPP ·

Ich verwende vorzugsweise Kräuter und Harze aus dem eigenen Garten und dem Wald. Jeder ist eingeladen, sich seinen ganz persönlichen Duft mit Lieblingskräutern und -harzen zu kreieren.

Die kleinen Räucherstäbchen finden vielfache Verwendung in meinem Kräuteralltag, ob in einer Sandschüssel am WC, als Vorführobjekt bei meinen Räucherseminaren oder als handliche Begleiter bei Ritualen in der Natur.

Da die Stäbchen in der Regel nicht zur Gänze durchglühen, kühlen sie rasch wieder aus und können daher öfter benutzt werden.

Waldluftbaden

Bäume riechen

Eine Übung, die zunächst vielleicht etwas ungewöhnlich erscheint, jedoch mehrere positive Effekte auf den Körper hat. Allerdings funktioniert dieses Unterfangen nur, wenn man sich bewusst dem Riechen widmet und seine Gedanken ausschließlich auf diese Tätigkeit fokussiert.

Am besten eignen sich warme Sonnentage, und für die ersten Versuche empfehle ich die intensiver riechenden Stämme von Nadelbäumen. Es ist wichtig, nur dort zu schnuppern, wo der Baum frei von unliebsamen Insekten ist, denn besonders auf Eichen findet man in der borkigen Rinde gerne kleine, schwarze Ameisen. Auch sollte der Stamm frei von Flechten, Pilzen oder Verunreinigungen sein. An einer geeigneten Stelle widmet man sich dann ganz dem Riechen - eine Übung, die vor allem bei Laubbäumen für Ungeübte oder innerlich aufgewühlte Menschen oft einige Anläufe braucht, bevor etwas wahrgenommen werden kann.

Neben den gesundheitsförderlichen Duftinhaltsstoffen beginnt in der Regel eine Verknüpfung mit einer Erinnerung. Die Erinnerung wiederum ist an Emotionen gekoppelt und diese setzen bekanntlich Reaktionen im Körper frei. Beim Duft einer Lärche zum Beispiel fühlen sich viele an eine gemütliche Berghütte erinnert und erleben zugleich ein entspanntes, wohliges Gefühl. Der Duft von Eichen wird vor allem von Frauen als warm und herzöffnend wahrgenommen, und der Duft von Kiefern erzeugt mitunter Empfindungen von Geborgenheit.

Mit der Stirn an den Baum gelehnt kann man so einige Minuten wahrnehmend verharren. Mit der Zeit wird man dann vielleicht seinen Lieblingsbaumduft finden und ihn als Anker in herausfordernden Lebenslagen nutzen können. Beim Verräuchern von Holz werden die jeweiligen ätherischen Öle ebenso frei und können auch bei stürmischem Herbstwetter die heimischen Räume durchwehen.

Juniperus communis

Wacholder

Wirkung	Qualität	Sammelzeit
Keimtötend, harntreibend, verdauungsfördernd, stoffwechselanregend	Vermittelnd, Mut machend, zentriert	September bis November

»Vorm Holunder sollst du den Hut ziehen, vorm Wacholder niederknien« ist ein alter Spruch, der die Wertschätzung ausdrückt, die unsere Ahnen diesem Baum entgegenbrachten. Langsam rücken auch vergessene Nutzungen wieder mehr ins Rampenlicht und so wird mancherorts Speck über Wacholderrauch geräuchert und die Beeren werden für die Schnapsgewinnung eingemaischt.

Wacholder beeindruckt durch seine Ausdauer: Er kann auf weit über 3000 Höhenmetern gedeihen und bis zu 1000 Jahre alt werden. Nur die Eibe hält in unseren Breiten noch länger durch.

Der Name Wacholder hat seine Ursprünge im althochdeutschen »wechalter«, das grob übersetzt »Lebendigmacher« bedeutet. Die mittelhochdeutsche Bezeichnung »Queckholter« für den Wacholder bezieht sich ebenso auf diese Lebensfrische. Je nach Region haben sich unterschiedliche Bezeichnungen für das eindrucksvolle Gehölz etabliert, und so besitzt der Baum viele Namen wie Kranewitt, Machandelbaum oder Räucherstrauch.

Prägten die Wacholderbäume in alten Zeiten noch das Landschaftsbild, so sind sie heutzutage leider weitgehend verschwunden. Zurückgedrängt auf Plätze, die landwirtschaftlich schlecht genutzt werden können, findet man sie in Heiden, an felsigen Waldrändern und in sogenannten »Steinkobeln«, kleinen bewaldeten Steininseln auf Wiesen.

Der Wacholder braucht als Sonnenanbeter viel Licht, kommt aber mit sehr trockenen Standorten zurecht. Seine Erkennungsmerkmale sind vor allem die spitzen immergrünen Nadeln und, wenn es ein weiblicher Baum ist, das Vorhandensein von Beeren.

Die Wacholderbeeren brauchen drei Jahre zum Ausreifen und sind daher in grüner wie auch in dunkelblauer Farbe zu finden. Verwechslungsgefahr besteht mit dem giftigen, abortiv wirkenden Sadebaum (Juniperus sabina), ebenso ein Zypressengewächs. Der Sadebaum trägt ähnliche Früchte, hat jedoch bei Berührung glatte, handschmeichelnde Blätter, die nadelförmig geformt sind.

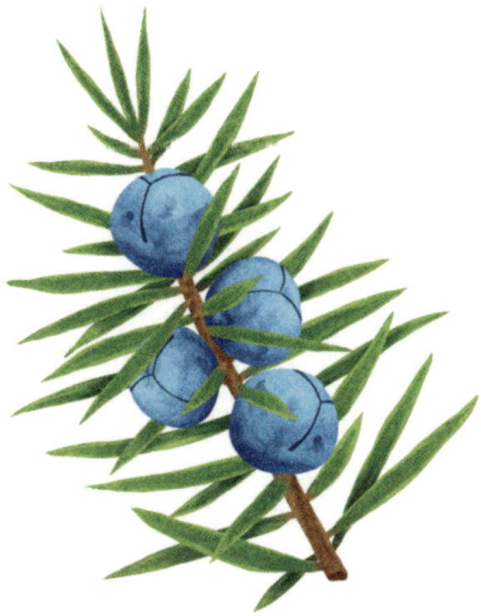

Tee

1 TL getrocknete Beeren
250 ml Wasser

Wacholderbeeren mit kochendem Wasser aufgießen, 5 Minuten ziehen lassen und abseihen. Vorzugsweise zur Verdauungshilfe nach den Mahlzeiten, aber nicht mehr als 2 Tassen am Tag trinken.

Wacholderbeerenschnaps

Hochprozentiges zur Appetitanregung oder äußerlich bei Rheuma und Muskelschmerzen.

90 g Wacholderbeeren
500 ml Weingeist
500 ml destilliertes Wasser

Die frischen Wacholderbeeren im Mörser leicht andrücken, gemeinsam mit Weingeist und destilliertem Wasser in ein Ansatzgefäß geben und 6 Wochen an einem Sonnenplatz ausziehen lassen.

Danach durch einen Kaffeefilter abseihen und kühl und lichtgeschützt lagern.

Bei Beschwerden kann man täglich 6 Tropfen in Wasser aufgelöst oder auf einen Zuckerwürfel geträufelt zu sich nehmen.

Keine Einnahme während der Schwangerschaft oder bei bestehender Nierenerkrankung!

Für die äußerliche Anwendung kann der Wacholderschnaps tropfenweise einmassiert werden. Grundvoraussetzung ist dabei eine intakte Haut an den zu behandelnden Körperstellen.

Möchte man den Schnaps nur für Einreibungen verwenden, kann man dem Ansatz auch noch Rinde und Harz beifügen.

VERWENDUNG

Die Wacholderbeeren - botanisch gesehen eigentlich Zapfen - sind nur auf weiblichen Bäumen zu finden und können im Spätherbst geerntet werden. Roh gegessen schmecken sie zwar unverkennbar nach Wacholder, aber auch überraschend süß.

Bei Schwangerschaft oder Nierenerkrankungen sollte man auf Wacholder verzichten. Die Beeren wirken mit einer Vielzahl an Inhaltsstoffen wie ätherischen Ölen, Mineralstoffen, Schleimstoffen, Bitterstoffen und vielem mehr vor allem harntreibend, belebend, hustenlindernd und verdauungsfördernd. Sowohl der bekannte Gin verdankt sein unverwechselbares Aroma den dunklen Beeren als auch Sauerkraut, Wildgerichte und deftige Speisen der österreichischen Küche.

Die Nadeln und das Holz werden vor allem zum Räuchern verwendet und sind grundsätzlich das ganze Jahr über, aber bevorzugt in der frostigen Herbst- bzw. Winterzeit zu ernten. Die erwiesene desinfizierende Wirkung des Wacholderrauches hilft in Erkältungszeiten vor Ansteckung.

Der Wacholder ist in Österreich teilweise geschützt, was bedeutet, dass nur das Ernten eines kleineren Astes in die erlaubte Entnahmemenge fällt. So gesehen ist es von Vorteil, sich Wacholder in den eigenen Garten zu holen, vorzugsweise aus regionaler Gehölzvermehrung. Die Aufzucht aus den Samen stellt aber eine recht aufwendige Prozedur dar und macht ihn dadurch leider zu einem sehr raren Baum. Auf regionsfremde Wacholderarten sollte man lieber verzichten, denn sie können mitunter Überträger des Birnengitterrosts, einer Pilzerkrankung, sein.

SAMMELTIPP

Beim Sammeln der Beeren braucht es etwas Fingerspitzengefühl. In der Regel bedarf es aber auch nur kleiner Mengen für den Eigengebrauch.

Nadeln werden nicht einzeln vom Wacholderstrauch geerntet. Mit einer scharfen Gartenschere wird ein Ast sauber abgeschnitten. Ich versuche dabei, den Baum von meinem ästhetischen Empfinden her zu schneiden und wähle abstehende, störend wirkende Äste. Die Arbeit mit Handschuhen ist nicht wirklich eine schnellere Alternative, und das Herunterklopfen der Beeren auf ein ausgebreitetes Bettlaken sollte der Respekt vor diesem edlen Baum eigentlich verbieten.

Auch bedanke ich mich beim Wacholder für das wertvolle Geschenk. Zu Hause hänge ich den ganzen Ast zum Trocknen auf, denn er wirkt besonders mit dunkelblauen Beeren an den Ästen dekorativ und verleiht dem Raum gute Energie.

Nach dem Trocknen schneide ich den ganzen Ast in kleine Stücke und bewahre den Wacholder mitsamt Beeren, Nadeln und Holz für Räucherzwecke in Gläsern auf.

Reinigungsräucherung

Keimabtötend und klärend auf allen Ebenen. Klassisch in den Raunächten oder bei/nach Infekten.

1 Teil Wacholdernadeln, getrocknet
1 Teil Wacholderbeeren, getrocknet
¼ Teil Fichtenharz oder Weihrauch
2 Teile Salbeiblätter, getrocknet

Wacholdernadeln, -beeren und Fichtenharz in einem Mörser grob zerstoßen. Salbeiblätter mit den Händen etwas zerkleinern und untermischen.

Zum Verräuchern eignet sich Räucherkohle, Glut aus dem Ofen oder ein Räucherstövchen gleichermaßen. Kohle bzw. Glut müssen dabei in einem feuerfesten Behältnis liegen (Räucherpfanne) bzw. in einer Schale im großzügigen Sandbett.

Bei dieser Anwendung darf es durchaus rauchen – Feuermelder daher gegebenenfalls deaktivieren! Das Räuchergut verbleibt nur wenige Minuten, bis es dunkel geworden ist, und dann durch neues Material ersetzt wird. Im Anschluss die Räume gut lüften.

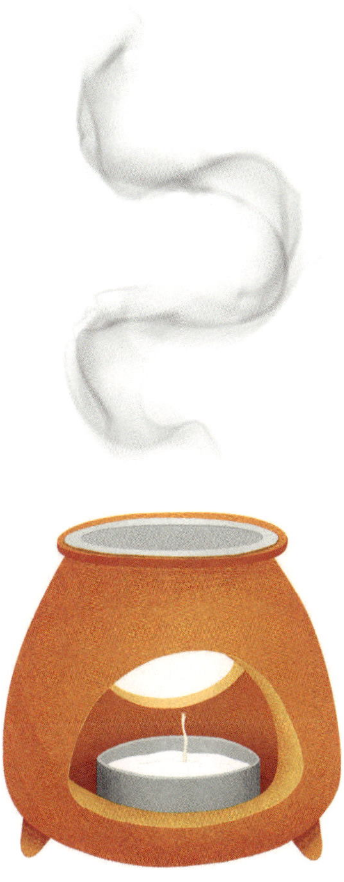

Rosa canina

Hundsrose

Wirkung	Qualität	Sammelzeit
Immunsystemstärkend, harntreibend, entzündungshemmend	Tröstend, verspielt, romantisch	September bis Dezember

Landläufig wird sie als »Hagebutte« bezeichnet, ein Wort, das genau genommen alle Früchte von Rosenarten beschreibt.

Die Hundsrose ist häufig an Waldrändern und in Hecken zu finden. Relativ anspruchslos kommt sie auch mit sehr trockenen Standorten zurecht. Sie ist die mit Abstand häufigste wild wachsende Art der Gattung Rosen in Mitteleuropa. Die stachelbewährten Äste, die klassischen zartrosa Blüten und die kräftig roten Scheinfrüchte sind in der Regel mit keiner anderen Pflanze zu verwechseln, außer ungiftigen anderen Rosenarten.

VERWENDUNG

Ab Ende September können die ersten Hagebutten geerntet werden. Mit zunehmender Reifung und den ersten Nachtfrösten werden sie aber immer schmackhafter und süßer. Makellose Exemplare können so bis weit in den Winter hinein gesammelt werden. Die Früchte gelten in unserer heimischen Flora neben Sanddorn als die besten Vitamin-C-Lieferanten überhaupt, denn sie bewahren das Vitamin auch getrocknet mindestens ein Jahr lang.

TIPP · TIPP · TIPP ·

Zum Säubern der Hagebutten eignet sich ein kleines Keramikmesser. Die anfallenden Kerne brauchen nicht weggeworfen zu werden – sie können mit ihrem zarten Vanillearoma Räuchermischungen auf sinnliche Art verfeinern oder – zum Entfernen der reizenden Härchen gut gewaschen – ganz fein zermahlen mit Zucker vermengt zu einem außergewöhnlichen Vanillezucker verarbeitet werden. Möchte man die Hagebutten nur als Tee trinken, können sie nach dem Entfernen der Stielansätze, lediglich halbiert, im Backofen bei ca. 40 °C zügig getrocknet werden.

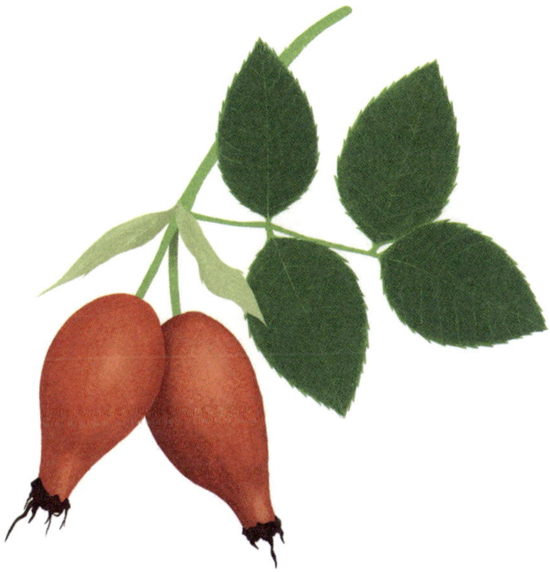

Roh genossen haben Hagebutten ein angenehmes Apfelaroma, müssen aber immer gut von den Kernen und vor allem den anhaftenden Härchen gesäubert werden. Die wirken im Rachen reizend und können zu Hustenanfällen und Brechreiz führen. In der Küche kann man die vitaminreichen Früchte auf viele Arten verarbeiten: Ob als Mus, Marmelade oder auch sauer für Suppen oder in Wildsauce – der Kreativität sind kaum Grenzen gesetzt. Als Tee ist die Hagebutte nicht nur ein ausgezeichneter Durstlöscher, sondern kann auch bei Erkältungen gute Dienste leisten. Das Pulver aus der getrockneten Frucht und den gereinigten Kernen gilt als wahres Wundermittel und kann auch leicht selbst hergestellt werden. Den Kernen wird vor allem eine positive Wirkung bei Rheuma und vielen altersbedingten Problemen des Bewegungsapparates zugesprochen. Ein neu entdeckter Aktivstoff, das Galaktolipid, das sich aus Zucker und Fettsäuren zusammensetzt, ist offenbar daran maßgeblich beteiligt und wirkt leicht schmerzlindernd.

SAMMELTIPP

Das Ernten der roten Früchte kann mitunter herausfordernd werden, besonders die Hagebutten im Strauchinneren lassen sich oft nicht so leicht pflücken. Zurückfedernde Zweige verhaken sich gern in der Kleidung, und es passiert nicht selten, dass es auch einmal die Finger erwischt. Das Sammeln lässt sich durch eine Gartenschere und Rosenhandschuhe etwas vereinfachen. Aber selbst beim Abzwicken der Früchte über einer Schüssel darf jede Bewegung im Reich der Heckenrose langsam und vorsichtig sein.

Tee 2 TL Hagebutten 250 ml Wasser	Die Hagebutten mit Wasser aufkochen, 10 Minuten ziehen lassen und abseihen. Es können mehrere Tassen am Tag getrunken werden.
»Kernlestee« 2 EL Hagebuttenkerne, frisch oder getrocknet 500 ml Wasser	Ein harntreibender Tee mit Vanillearoma, der bei Nierensteinen und zur Anregung des Stoffwechsels wirkt. Hagebuttenkerne über Nacht in Wasser einweichen und dann 30 Minuten kochen lassen, bis der Tee eine rote Färbung angenommen hat. Abseihen. Es können mehrere Tassen am Tag getrunken werden.
Hagebuttenpulver ... ... wird auch als Nahrungsergänzungsmittel im Handel angeboten und kann mit seinen zahlreichen Inhaltsstoffen bei vielen Erkrankungen unterstützend wirken: bei Erkältungen, Gelenksproblemen durch Arthrose, rheumatischen Erkrankungen, Gicht etc. Hagebutten	Die Enden der Hagebutten abschneiden, die Früchte halbieren und die Kerne mit einem kleinen Messer herauslösen. Die sauberen Hagebutten bei ca. 40 °C zügig im Backofen trocknen. Nun die Samen gründlich in einem groben Sieb waschen, nach der Entfernung aller Haare ebenso trocknen. Samen und getrocknete Früchte sehr fein vermahlen. Das kann mit einer Mühle in mehreren Durchgängen erledigt werden. Von dem Pulver können täglich 1–2 TL in eine kalte Flüssigkeit eingerührt oder in das morgendliche Müsli gemischt werden.

Cirsium palustre

Sumpfkratzdistel

Wirkung	Qualität	Sammelzeit
Stoffwechselanregend, antirheumatisch, beruhigend	Geordnet, zentriert, zielstrebig	Oktober bis November

Der botanische Gattungsname »Cirsium« für Kratzdisteln entstammt dem griechischen Wort »kirsos«, das so viel wie »Krampfader« bedeutet. Man nimmt daher an, dass die Kratzdistel im Altertum gegen diese unliebsame Venenveränderung verwendet wurde.

Heutzutage werden Disteln leider eher mit stacheligem Unkraut denn mit einer Heilpflanze in Verbindung gebracht.

Die Sumpfkratzdistel wächst in sumpfigen Wiesen, aber auch bevorzugt auf feuchtem, schattigem Waldboden, entlang von Bachläufen, auf und an Wegen. Die Pflanze ist in der Regel nur zweijährig und bildet im ersten Jahr eine sternförmige Blattrosette aus. Die Blätter sind gezähnt und mit vielen feinen Stacheln besetzt. Die Oberseite ist dunkelgrün, manchmal leicht rötlich und die Unterseite weiß-filzig. Erst im zweiten Jahr ihrer Lebenszeit erhebt sich ein dicker, stachelbewehrter Spross, der bis zu zwei Meter hoch werden kann. Im Spätsommer beginnt die Distel mit rosa-violetten Blüten zu strahlen und ist bei Insekten eine sehr beliebte Pflanze.

Verwechslungsgefahr besteht nur mit anderen Kratzdisteln, die jedoch ebenfalls in allen Teilen essbar sind. Die ähnliche Silberdistel, auch Eberwurz oder Jägerbrot genannt, darf nicht gesammelt werden, sie steht unter Naturschutz. Sie bevorzugt im Gegensatz zur Sumpfkratzdistel sehr trockene, sonnige Standorte am Waldrand und hat deutlich festere, steife Distelblätter.

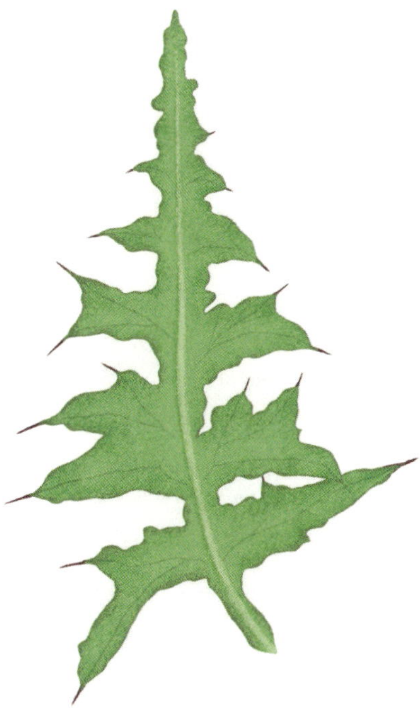

VERWENDUNG

Solange der Boden noch nicht frostig erstarrt oder vom Schnee eingehüllt ist, bietet sich immer noch die Möglichkeit des Wurzelgrabens. Verwendet wird ausschließlich die Wurzel der einjährigen Sumpfkratzdistel. Das Aroma der Wurzel erinnert an Topinambur, sie ist durchaus als schmackhaftes Wildgemüse verwendbar.

In der Volksmedizin sind verschiedene Heilwirkungen von Disteln bekannt, vor allem aber regen sie die Verdauung an, wirken harntreibend, unterstützen die Funktion von Leber und Galle und können auch bei Rheuma, Gicht und Zahnschmerzen lindernd wirken. Frisch können die Wurzeln die Küche bereichern, wobei sie in der Regel nur gut gereinigt, aber nicht geschält werden müssen. Als Wintervorrat können die Sumpfkratzdistelwurzeln für Tee getrocknet oder in weiterer Folge auch zu Wurzelpulver verarbeitet werden.

SAMMELTIPP

Die Kratzdistel ist meist mit vielen einzelnen Wurzeln fest im Boden verankert. Um sie ernten zu können, braucht es etwas Geduld und Ausdauer. Plätze mit lockerem Untergrund vereinfachen die Arbeit ungemein. Gartenhandschuhe schützen vor den stacheligen Blättern, die nach der Ernte gleich im Wald mit einem Keramikmesser vom Wurzelstock entfernt werden können. Damit fällt das Reinigen der Wurzeln zu Hause bedeutend leichter.

Aus Achtsamkeit und Respekt hinterlasse ich am Ort der Wurzelernte einen aufgeräumten Platz und bemühe mich, die abgeschnittenen Blätter formschön zu drapieren und mich für das Geschenk aus der Erde zu bedanken.

Tee

1 TL getrocknete Kratzdistelwurzel
250 ml Wasser

Die Wurzel mit Wasser aufkochen, 10 Minuten ziehen lassen und abseihen. Es können am Tag 1–2 Tassen getrunken werden.

Wurzelgemüse vom Blech

Den Stoffwechsel anregen, aber genussvoll!

Für 4 Portionen
1 kg Kartoffeln
6 EL Olivenöl
6 Karotten
3 Handvoll Wildwurzelgemüse (Kratzdistel, Löwenzahn …)
1 Bund Giersch oder Petersilie
2 Knoblauchzehen
Salz
Pfeffer

Den Backofen auf 200 °C vorheizen.

Die Kartoffeln schälen und vierteln. Auf einem tiefen Backblech 3 EL Olivenöl verteilen, die Kartoffeln daraufsetzen und ca. 20 Minuten im Ofen garen.

Die Karotten schälen und längs halbieren, die Wildwurzeln reinigen und grob zerkleinern. Gemeinsam mit den Kartoffeln weitere 30 Minuten unter mehrmaligem Wenden garen.

Den Giersch und den Knoblauch fein hacken und mit dem restlichen Öl, Salz und Pfeffer mischen.

Nach Ende der Garzeit das Kräuteröl unter das Wurzelgemüse mischen und sofort genießen. Dazu schmeckt Hausbrot und grüner Salat.

Geum urbanum

Nelkenwurz

Wirkung	Qualität	Sammelzeit
Herzstärkend, verdauungsfördernd, antiseptisch	Sonnig, verständnisvoll, herzlich	Oktober bis November

Wenngleich sie häufig anzutreffen ist, wird die zarte Pflanze selten bewusst wahrgenommen. Erst wenn man sie das erste Mal gezeigt bekommt, entdeckt man sie plötzlich überall.

Die mehrjährige Nelkenwurz zählt zu den Rosengewächsen. Sie wächst vor allem auf und entlang von Waldwegen, unter Büschen und entlang von Steinmauern, findet sich aber auch an schattigen Plätzen rund um alte Höfe und begleitet den Menschen bis in die Städte.
Im ersten Jahr entwickelt sie lediglich eine Blattrosette mit leicht behaarten, derben Fiederblättern. Typisch ist das vergrößerte, letzte, dreigeteilte Blatt. Ab dem zweiten Jahr ihres Pflanzendaseins streckt sie sich bis zu 70 Zentimeter hoch und zeigt gelbe, kleine Blüten, die stets nur aus fünf Kronblättern bestehen. Aus ihnen entwickelt sich eine igelförmige, mit weichen Widerhaken versehene, kleine Frucht, die häufig auch noch im Spätherbst als Erkennungsmerkmal dienen kann.

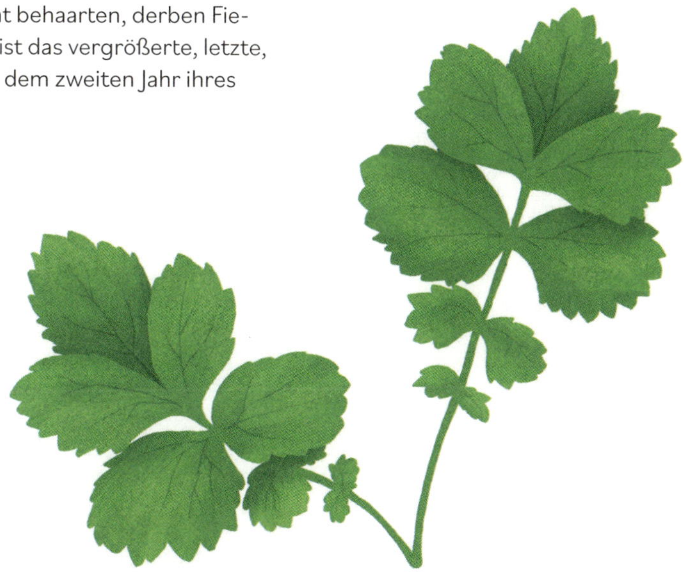

VERWENDUNG

Bereits beim Graben nach der Wurzel lässt sich der typische Nelkenwurzduft erahnen, bedingt durch den Wirkstoff Eugenol, ein ätherisches Öl, das auch in Gewürznelken enthalten ist.

Nelkenwurz ist für dieselben Beschwerdebilder in der Hausapotheke einsetzbar wie das exotische Gewürz. Ihre Hauptanwendungsgebiete sind vor allem die Stärkung des Herzens und eine Unterstützung der Verdauung. Mit ihrer Auswirkung auf das vegetative Nervensystem kann die Nelkenwurz im Körper auf vielen Ebenen entspannend und ausgleichend wirksam werden.

Bei Zahnschmerzen und Zahnfleischentzündungen können zusammenziehende Gerbstoffe helfen: Dazu wird ein kleines, gereinigtes frisches oder getrocknetes Wurzelstück gekaut und mit der Zunge auf die schmerzende Stelle gedrückt.

Zum Bevorraten werden die Wurzeln sehr gut unter fließendem Wasser mit einer kleinen Bürste gereinigt. Die mit einem Keramikmesser klein geschnittenen Wurzelteile werden im Backofen bei etwa 40 °C einen Tag lang getrocknet. Es sollte keinesfalls wärmer oder bedeutend länger getrocknet werden, da sich die wertvollen ätherischen Öle sonst zunehmend verflüchtigen.

In der Küche kann die aromatische, getrocknete Wurzel wie die bekannten Gewürznelken verwendet werden. Sie lässt sich mit einer kleinen Reibe oder einem Standmixer zerkleinern bzw. wird in kleinen Stücken zum Beispiel in Glühwein mitgekocht. Zu große Mengen schmecken allerdings bitter. Das Nelkenwurzpulver kann dunkel, kühl und luftdicht verschlossen bis zu ein Jahr aufbewahrt werden.

TIPP · TIPP · TIPP ·

Die Nelkenwurz, ähnlich wie der Weißdorn, hilft dem Herzen auch im übertragenen Sinn. So kann sie bei Liebeskummer eine tröstende, begleitende Pflanze sein – ob als Tinktur, Tee, Essenz, Likör, Punsch oder Wein.

SAMMELTIPP

Geerntet werden die Wurzeln von einjährigen wie auch von mehrjährigen Pflanzen. Beim achtsamen Graben kommt wieder mein Rehgeweih zum Einsatz. Die grünen, essbaren Blätter kommen ebenso mit nach Hause (Rezept hierzu auf Seite 152).

Tee

1 TL Nelkenwurzwurzel
250 ml Wasser

Die Wurzel mit heißem Wasser übergießen und 15 Minuten ziehen lassen. Nach dem Abseihen können 2 Tassen am Tag getrunken werden.

Nelkenwurzlikör

Balsam für das Herz.

2 Liter Kornschnaps (mind. 38 % Vol.)
300–500 g Kandiszucker
2 Handvoll Nelkenwurzwurzeln

Die gut gereinigten und abgetrockneten Nelkenwurzwurzeln mit einem Keramikmesser aufschneiden und in ein Ansatzgefäß geben. Kandiszucker beigeben, mit Kornschnaps aufgießen und bis zu 6 Wochen bei Zimmertemperatur an einem halbschattigen Ort stehen lassen, gelegentlich aufschütteln.

Likör danach durch einen Kaffeefilter abseihen und abschmecken.

TIPP · TIPP · TIPP ·

Die unscheinbare Nelkenwurz findet sich nicht nur auf Waldwegen, sondern auch in städtischen Gegenden.

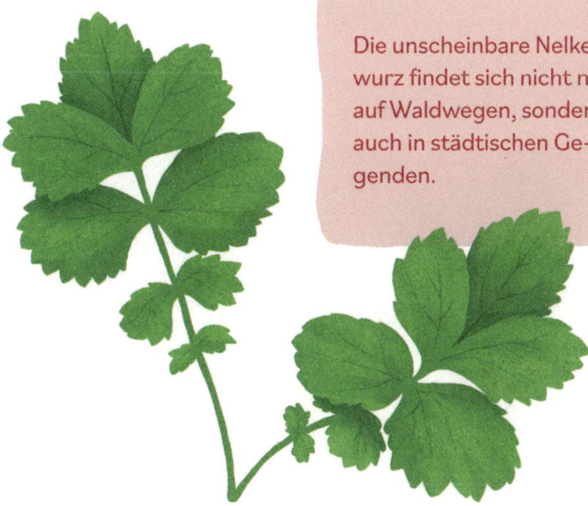

Waldluftbaden

Orte der Kraft

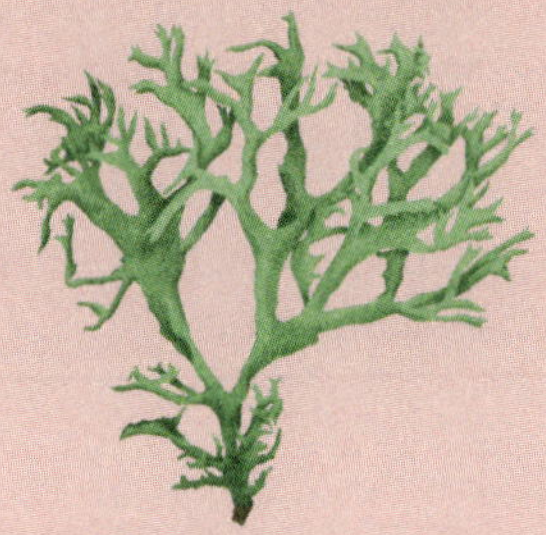

Es sind nicht nur Ionen und Terpene, die in einem Wald wirken, nicht nur die Energiefelder von Bäumen und Pflanzen, sondern auch die atmende Erde selbst. Besonders das Mühlviertel, eine Region Oberösterreichs, verzaubert mit ihren besonderen Steinformationen. Aus dem Granit, Resten eines uralten Gebirges, haben sich oftmals große Blockburgen herausgebildet. Solche Plätze können radiästhetisch oft auch als Kraftplätze bestätigt werden und wurden möglicherweise schon in längst vergangenen Tagen genutzt, um Rituale zu begehen oder Energie zu schöpfen.

Diese Orte der Kraft, die auch unabhängig von den geologischen Gegebenheiten auf der ganzen Welt zu finden sind, können sehr unterschiedliche Qualitäten aufweisen und je nach eigenem Befinden und Geschlecht auch unterschiedlich wahrgenommen werden. Aufladung oder Entladung sind Grundthemen, doch wie ein Platz erfahren wird, liegt immer im eigenen subjektiven Spüren. Steinformationen sind keine Orte, um dauerhaft dort zu verweilen, sie sind vielmehr Tempel der Natur, heilkräftige Plätze, und die Zeit auf und um solche Steine darf mit ehrfurchtsvollem Staunen verbracht werden. Eine Einladung an uns, bei einer solchen waldgeschützten Formation genau den Platz zu finden, der die eigene Schwingung unterstützt und ausgleicht, bedeutet, Heilung geschehen zu lassen.

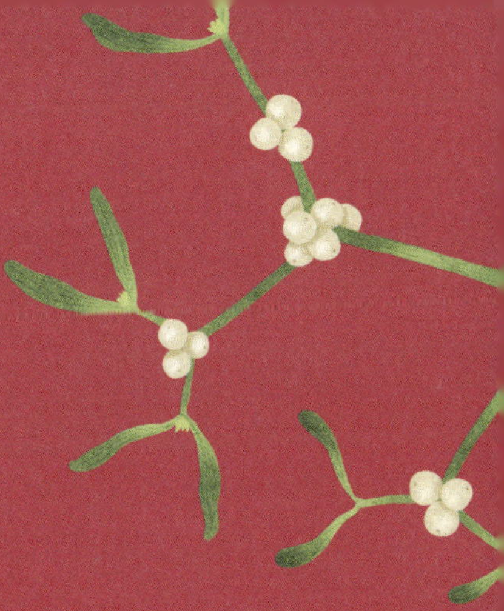

Heilpflanzen im

Winter

Beim Spaziergang durch den Winterwald kann es nichts Schöneres geben als verschneite Wege und Bäumchen mit weißen Mützen.

Gleich, ob sich das Wetter im Dezember winterlich oder wie zuweilen grün und matschig präsentiert, es liegt ein Zauber über dieser stillen, dunklen Jahreszeit – zumindest dort, wo wir fernab von Konsum und Weihnachtstrubel der Natur und uns selber näher kommen.

Im späten Winter fallen die Temperaturen, es wandelt sich die Welt. Jedes Geräusch klingt lauter, alles wirkt klarer – die Luft, der Mond, das Farbenspiel des Himmels. Die Walddüfte sind wie eingefroren und alles scheint zu verharren.

Wenn unsere wachsende Frühlingsstimmung dann im Februar manchem Schneesturm begegnet, kann das mitunter ganz schön deprimieren. Schwankende Fichten, Schneeverwehungen und vereiste Wege: Keine Jahreszeit fordert naturbegeisterte Waldumherstreifende mehr heraus als er, der Winter.

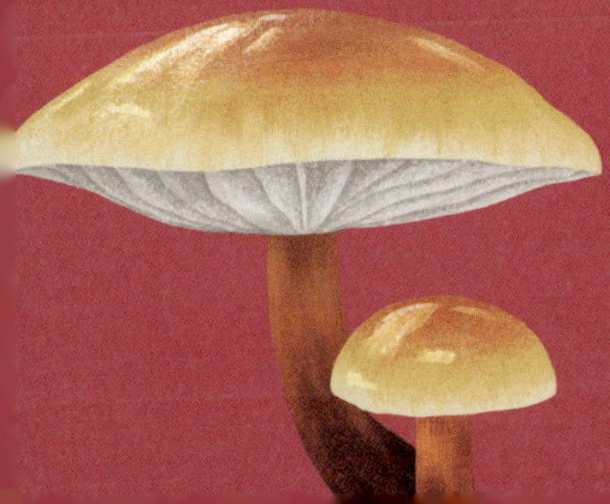

Abies alba

Tanne

Wirkung	Qualität	Sammelzeit
Schleimlösend, desinfizierend, harntreibend	Segnend, aufbauend, Hoffnung schenkend	Ganzjährig

Gäbe es in unseren heimischen Wäldern kein menschliches Eingreifen, würden sie zum Großteil nur noch aus Buchen und Tannen bestehen. Beide sind perfekt an unser Klima angepasst und haben mit der Eigenschaft, viele Jahre im Schatten großer Bäume wachsen zu können, einen klaren Vorteil gegenüber sonnenhungrigen Gehölzen. Und dennoch ist in unseren Wäldern die Tanne mittlerweile selten geworden. Zum einen reagiert sie sehr empfindlich auf Luftverschmutzung, zum anderen haben Rehe die zarten Triebe zum Fressen gern. Am Holzmarkt hat die Tanne kaum Wert und ist für Forstwirte dadurch wenig attraktiv. Überdies wächst sie sogar langsamer als die Fichte. Selbst als Christbaum wird unsere heimische Tanne zunehmend von der aus dem Kaukasus stammenden Nordmanntanne verdrängt. Tannen können bis zu 600 Jahre alt werden und trotzen mit ihren Pfahlwurzeln Wind und Wetter.

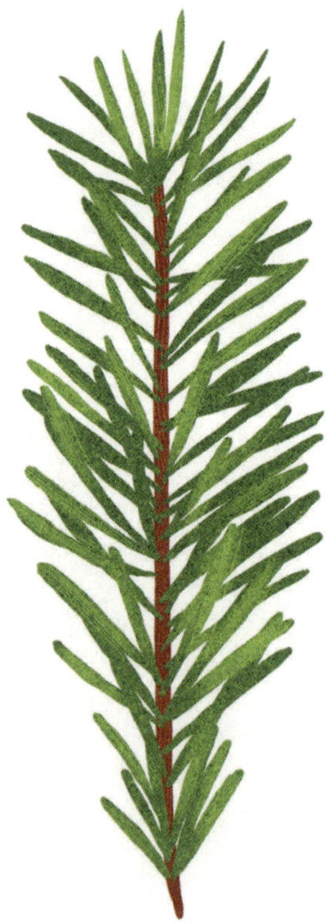

Die Tanne findet sich vor allem in ausgewogenen Mischwäldern wieder. Ihre Äste sind im Gegensatz zur Fichte nicht so stark nach unten geneigt, was ihr vor allem aus der Entfernung einen aufrechten Habitus verleiht. Die Rinde ist glatt und grau, die Nadeln abgerundet und biegsam mit zwei weißen Streifen an der Unterseite. Dabei handelt es sich um das wichtigste Unterscheidungsmerkmal gegenüber der

In den Duftstoffen der Tanne sind sogenannte Terpene enthalten, die nachweislich für Stressreduktion und Stärkung der Immunabwehr dienlich sind. Beim Verräuchern von Tannenzweigen oder Harz am Stövchen kann man diesen Effekt ins Haus holen. Spätestens zu Weihnachten steht in den meisten Wohnungen ein duftender Tannenbaum. Doch dieser Brauch ist erst seit dem späten 19. Jahrhundert bekannt. Die Wurzeln reichen in die keltisch-germanische Tradition zurück, wo zur Wintersonnenwende ein grüner Zweig von der Tanne oder der Fichte ins Haus geholt und geschmückt wurde.

stark giftigen und sehr ähnlichen Eibe (Taxus baccata), deren Nadelunterseite einheitlich grün gefärbt ist. Werden die Nadeln der Tanne zwischen den Fingern zerrieben, entströmt ihnen außerdem ein warmer, weihnachtlicher Duft. Die Zapfen der Tanne erreichen in der Regel nie den Waldboden – zumindest nicht in einem Stück. Die an den Zweigen aufrecht nach oben stehenden Spindeln verlieren bereits in luftiger Höhe ihre Schuppen.

VERWENDUNG

Tannenzweige können das ganze Jahr über gesammelt werden. Tee, Punsch oder Sirup von den Tannenspitzen wirkt desinfizierend auf die Harnwege, unterstützt bei bronchialen Beschwerden und hilft auch bei Frühjahrsmüdigkeit. Am Stövchen kommt der typische Tannenduft sehr stark zur Geltung und schafft schnell eine wohlige Atmosphäre.

SAMMELTIPP

Für das Sammeln von Tannenreisig braucht man das Einverständnis des Waldbesitzers. In der Regel sind diese sehr entgegenkommend, wenn man nur von erwachsenen Tannen erntet, Äste sauber mit der Gartenschere abzwickt und sich nur bei den untersten Ästen bedient. Im November werden im ländlichen Bereich oft Tannen als Material zum Adventkranzbinden geschlägert. Meist kann man sich nach Rückfrage eine kleine Menge des Reisigs mitnehmen.

Für die innerliche Anwendung werden nur die Nadeln der äußersten Triebspitzen verwendet, der Rest des Tannenastes kann getrocknet und klein geschnitten als Räuchergut bevorratet werden.

Tannenpunsch

3 Handvoll frische Tannennadeln, klein geschnitten
½ unbehandelte Zitrone oder Orange
1 l Wasser
etwas Orangensaft
getrocknete Früchte und Beeren (Apfel, Hagebutten, Kornelkirschen, Himbeeren …)
1 kleines Stück frischer Ingwer
Gewürze (Nelken, Zimt, Sternanis …)

Ein herrlicher Genuss, der nicht nur im Winter schmeckt und den Körper in Schwung bringt.

Tannennadeln mit einem Keramikmesser fein schneiden, Zitrone oder Orange in Scheiben schneiden und mit den weiteren Zutaten in Wasser aufkochen lassen. 10 Minuten ziehen lassen.

Nach Belieben mit Likör oder Schnaps (Schlehe, Waldbeeren …) und/oder Honig bzw. Kandiszucker verfeinern.

Viscum album

Mistel

Wirkung	Qualität	Sammelzeit
Blutdruckregulierend, krampflösend, immunstärkend	Luftig, magisch, über den Dingen	November bis Februar

Sie galten den Kelten als zauber- und heilkräftige Pflanzen, besonders jene Misteln, die auf Eichen wuchsen. Das Ernten wurde in ein besonderes Ritual eingebunden und sollte auch heute mit hoher Achtsamkeit geschehen. Die Mistel ist ein Halbschmarotzer, der im Normalfall dem Wirtsbaum nicht schadet, bevorzugt aber auf Plätzen erhöhter (Erd-)Strahlung wächst.

Misteln findet man an den unterschiedlichsten Bäumen. Auf Laubbäumen wie Pappeln, Linden, Robinien oder auch Apfelbäumen sind sie nach dem Laubabfall im Winter sehr gut auszumachen. Mit aufmerksamem Blick entdeckt man manchmal Misteln auch auf Nadelbäumen wie der Tanne oder der Kiefer. Häufig sind in der näheren Umgebung weitere Exemplare auszumachen, weil sie meist von Drosseln fleißig weiterverbreitet werden. Wie grüne Kugeln umwachsen die Misteln einen Ast und werden von Kindern schon einmal für Vogelnester gehalten.

Die Mistel blüht von Januar bis April und trägt nach neun Monaten spätestens zu Beginn der Adventzeit ihre typischen, weißen Früchte. Die Blätter der Mistel sind grün, derb, am Ende abgerundet und entspringen paarweise einer Sprossachse.

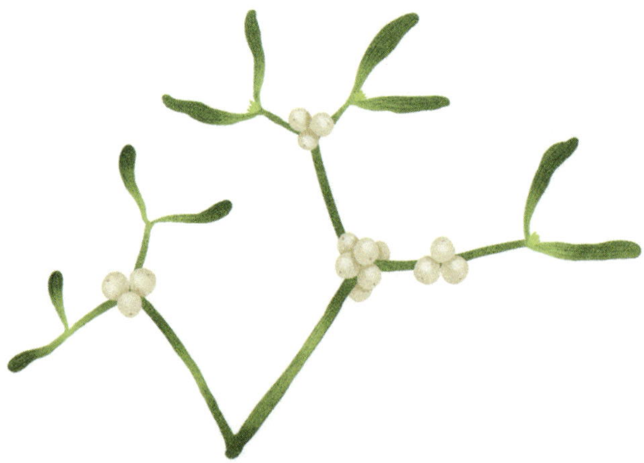

VERWENDUNG

Mistelblätter können die ganze Winterzeit hindurch gesammelt werden. Vom Verwenden der Beeren sollte man wegen giftiger Inhaltsstoffe (Viscotoxine) jedoch lieber absehen. In einem Kaltauszug werden aus den Blättern keine gesundheitsschädlichen Stoffe gelöst, und sie können ihre sanfte Kraft als Tee oder Tinktur entfalten.

Vor allem bei Erkrankungen des Alters wie erhöhtem Blutzucker, Herz-Kreislauf-Erkrankungen, Schwindel und beginnender Demenz kann die Mistel unterstützend wirken. Misteltee kann aber auch Frauen bei Regelschmerzen, Menstruationsstörungen und Beschwerden in den Wechseljahren Linderung verschaffen. Für die Krebstherapie wurde die Mistel sehr genau erforscht und Mistelpräparate, die Wirkstoffe von Blättern und Beeren in sich vereinen, werden teilweise erfolgreich zur ergänzenden Tumorbehandlung verwendet.

Verräuchert gilt das Mistelkraut als starker Impulsgeber für die Themen Transformation und Reinigung. Auf kraftvolle Weise unterstützt die Mistel jeden Wandel im Leben.

Tee

1 TL Mistelkraut (ohne Beeren!)
250 ml Wasser

Mistelkraut über Nacht in kaltem Wasser ansetzen, abseihen und zum Trinken leicht erwärmen (nicht aufkochen!). 1–2 Tassen am Tag sind ausreichend. Es empfiehlt sich, auf Metalllöffel oder Metallsieb zu verzichten.

Teemischung bei Bluthochdruck

1 TL Mistelkraut
500 ml Wasser
½ TL Zinnkraut
½ TL Weißdorn (Blüten, Blätter, Beeren)

Nach Rücksprache mit dem Arzt kann diese Mischung den Blutdruck regulieren.

Das Mistelkraut in 250 ml kaltem Wasser über Nacht ansetzen. Am nächsten Tag Zinnkraut und Weißdorn mit 250 ml heißem Wasser übergießen und 10 Minuten ziehen lassen.

Beide Zubereitungen abseihen und miteinander vermischt trinken. Täglich können 2 lauwarme Tassen getrunken werden.

Bei der Anwendung ist es empfehlenswert, den Blutdruck laufend zu kontrollieren.

Der Brauch, sich unter einem Mistelzweig zu küssen, geht bis auf die Griechen zurück. Bei den Saturnalien (einem wichtigen Fest zu Ehren des Gottes Saturn) durften Frauen, die unter einem Mistelzweig standen, keinen Kuss verwehren. Mittlerweile ist dieser Umstand weltweit zu einer schönen Geste zwischen Paaren und Verliebten geworden und soll Liebesglück bringen.

SAMMELTIPP

Misteln sollten aus energetischer Sicht niemals den Boden berühren, dennoch verwende ich dankbar so manches Sturmgeschenk. Denn die Ernte in luftiger Höhe ist nicht unbedingt einfach. Man muss sich daher glücklich schätzen, wenn zufällig misteltragende Bäume gerade im Winter gefällt werden und man sich bedienen darf.

Einzelne Mistelblätter mit der Hand abzupflücken ist natürlich die erste Wahl. Wie auch immer man in Erntehöhe gelangen kann: Es ist wichtig, den Baum dabei nicht zu verletzen. Der Baum, auf dem die Mistel gewachsen ist, spielt eine bedeutende Rolle, bringt er sich doch mit seinen jeweiligen Qualitäten und Inhaltsstoffen ein.

Wenn man singend, summend, achtsam, dankbar und ohne Zuhilfenahme von Eisenwerkzeug erntet, die Ernte in ein weißes Tuch einschlägt und sie nach Hause trägt, dann kann die Pflanze ihre volle Heilkraft entfalten.

TIPP · TIPP · TIPP ·

Mistelkraut, aber auch alle anderen Kräuter- und Teemischungen werden trocken, lichtgeschützt und eher kühl (6 bis max. 25 °C) gelagert.

Sollte ein Tee muffig riechen, darf er nicht mehr verwendet werden! Da sich die Konzentration mancher Wirkstoffe mit der Zeit verringern kann, sollte Tee in der Regel jedes Jahr neu gesammelt/gekauft werden.

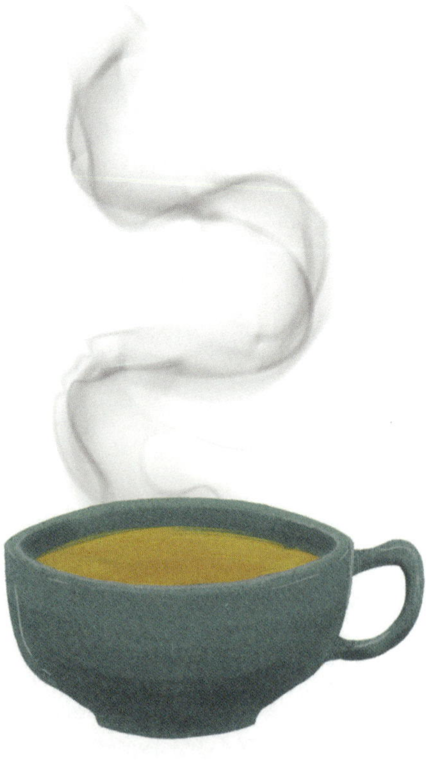

Usnea filipendula

Gewöhnlicher Baumbart

Wirkung	Qualität	Sammelzeit
Antibiotisch, entzündungshemmend, geruchshemmend	Ursprünglich, bewahrend, weise	Ganzjährig

Der Baumbart ist eine Bartflechte und gilt als besonders heilkräftig. Mit dem bis zu 30 Zentimeter herabhängenden, verästelten und bartförmigen Habitus kann der Baumbart kaum mit anderen Flechten verwechselt werden. Bevorzugt wächst er auf der sauren Rinde von Birken, aber auch auf Fichten, und ist stets Indikator für sehr gute Luftqualität. Gehäuft kommt er in niederschlagsreichen Bergwäldern vor, die einen hohen Altbaumbestand aufweisen.

HEILKRAFT

Als besonderer Wirkstoff, neben Bitter-, Gerb- und Schleimstoffen, wird vor allem die Usninsäure hervorgehoben, die in dieser Flechtenart besonders konzentriert enthalten und für eine antibiotische und unter Umständen auch pilzabtötende Wirkung verantwortlich ist.

Die Bartflechte kann innerlich als Tee oder Tinktur eingenommen werden, äußerlich als Tinktur, Salbe oder Auflage eingesetzt werden. Zur Anwendung kommt sie vor allem bei Entzündungen der Atemwege, aber auch des Mund- und Rachenraumes. Äußerlich angewendet kann sie bei Hauterkrankungen wie Akne und Neurodermitis Linderung verschaffen. Seine desodorierende Wirkung macht den Baumbart auch für die grüne Kosmetik interessant.

SAMMELTIPP

Der Baumbart wird nur dort gesammelt, wo es noch ausreichend Exemplare gibt oder wenn der Wind uns Flechtengeschenke vor die Füße weht. In Oberösterreich gilt der Baumbart (noch) nicht als geschützte Pflanze und darf achtsam gesammelt werden. In Tirol ist er sogar wesentlicher Bestandteil für ein immaterielles Kulturerbe, nämlich als wildes Kostüm fürs Fastnachtsbrauchtum. In Deutschland gilt er aber, je nach Region, bereits als stark gefährdet und darf nicht mehr gesammelt werden.

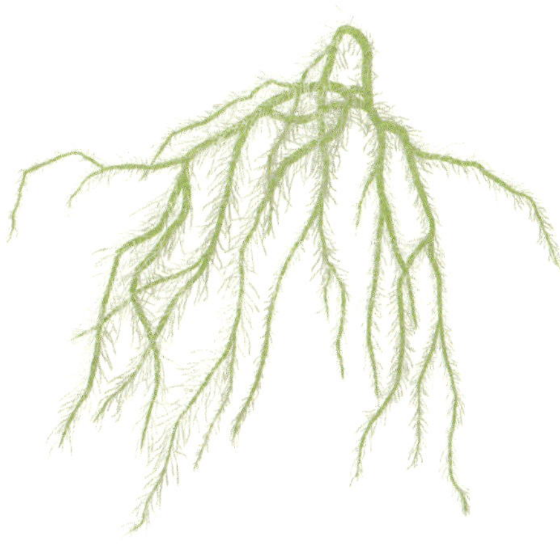

Tee

2 TL Baumbart
250 ml Wasser

Die Flechte mit kaltem Wasser aufstellen und aufkochen lassen, abseihen. 2 Tassen am Tag sind ausreichend. Der Tee sollte kurmäßig nicht länger als 3 Wochen lang getrunken werden.

Raunachträucherung

Reinigung der Räume und eine besondere Wohltat für die Bronchien.

3 Teile Baumbart
3 Teile Wacholder (Beeren, Holz und Nadeln)
3 Teile Salbei
1 Teil Fichtenharz
1 Teil Mistelkraut
1 Teil Beifuß
1 Teil Weihrauch
1 Teil Haselwurz
1 Teil Tannenreisig

Mit einer klassischen Hausreinigungsräucherung kann man sich die heilsame Wirkung des Waldes ins Haus holen und gleichzeitig altes Brauchtum pflegen. Bei der Durchführung bieten sich verschiedenste Varianten an. Hier sei eine der einfacheren erklärt.

Die Kräuter in einem Mörser zerkleinern. In eine sandgefüllte Räucherschale eine angezündete Räucherkohle mit der Wölbung nach oben legen. Sobald die Kohle ganz durchgeglüht und weißlich wird, das Räuchergut auflegen und Rauch mit einer Feder in den Räumen verteilen. Räuchergut nach wenigen Minuten mittels eines kleinen Stabes immer wieder von der Kohle schieben und durch Neues ersetzen. Bei längerem Verbleiben der Kräuter riecht es sonst schnell verbrannt, unangenehm und auch die Rauchentwicklung beginnt zu stagnieren.

Der Rauch verbindet sich mit schweren Energien, mit emotionalen Altlasten, wirkt aber auch desinfizierend und entzündungshemmend auf die Atemwege. Im Beisein von Asthmatikern und Kleinkindern sollte man auf ein zu starkes Räuchern verzichten. Für gesunde Menschen ist es in der Regel kein Problem, wenn die Räume kurzfristig eingenebelt werden (Rauchmelder ausschalten!). Anschließend alle Fenster öffnen und den Rauch bewusst abziehen lassen. Die Mischung kann auch auf dem Stövchen und wegen des Harzes in einem leeren Teelicht-Aluschälchen oder Ähnlichem verräuchert werden. Verströmt einen angenehmen Duft.

TIPP · TIPP · TIPP ·

Mein persönliches Reinigungsritual verläuft in drei Etappen. Nach einer bewussten Verbindung und Würdigung der Themen des Hauses und seiner Geschichte beginne ich mit der eigentlichen Hausreinigung. Zunächst räuchere ich mit drei reinigenden Kräutern/Harzen: Wacholder, Baumbart, Salbei, Fichtenharz, Ysop, Lavendel, Beifuß, Weihrauch … Nach der Reinigung, die auch alle Beteiligten mit einschließt, und nach dem Durchlüften ist es für mich wichtig, mit positiven Wünschen und einer punktuellen Räucherung zu segnen. Dafür verwende ich eine individuell zusammengestellte Räuchermischung und bevorzuge sechs bis neun Kräuter.

Waldluftbaden

Alles im Wandel

Die Natur als Lehrmeisterin für das Leben. Wer offenen Auges durch den Wald streift, kommt nicht umhin, die Botschaften der Natur zu lesen. Nichts kann ewig wachsen, der alte Baum bricht morsch in sich zusammen, der Herbst geht langsam in den Winter über, das Lebendige stirbt. Ebenso lehrt uns die Natur, dass nichts auf ewig vergeht, denn aus den Nährstoffen des Baumes erwachsen neue Pflanzen, der Winter muss irgendwann auch wieder dem Frühling weichen, und das Leben bildet immer wieder einen Kreis, aus dem stets neues Leben hervorgeht. Ein wundervolles, ehrliches Bild, das wir aus der Leistungsgesellschaft, aus unseren Beziehungen, aus unserem sicherheitsbedachten Leben gern verdrängen.

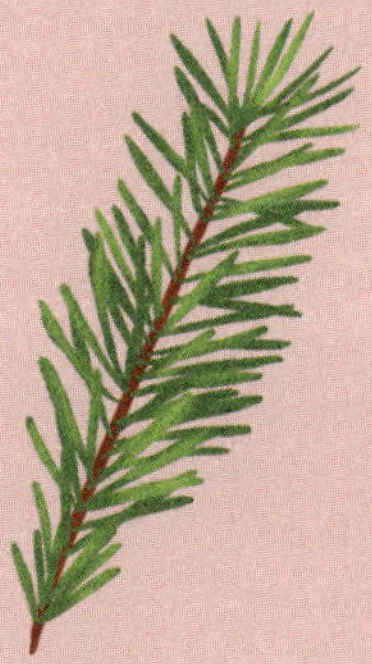

»Alles fließt«, sagte schon Heraklit. In den stiller werdenden Tagen des Dezembers darf man sich eingeladen fühlen, die Fragen des Lebens von der Natur beantworten zu lassen und über die verschneiten Waldwege zu wandern. Ein offenes Herz, das bereit ist, zu lernen, wird belohnt, und Erkenntnisse werden Lichtspuren.

Alnus glutinosa

Schwarzerle

Wirkung	Qualität	Sammelzeit
Fiebersenkend, zusammenziehend	Kühlend, klärend, selbstbestimmt	Dezember bis Januar

Die männlichen Kätzchen hat der Baum schon im Vorjahr entwickelt. Sie hängen im Winter braun-rot schimmernd an den Zweigen. Erlen sind Birkengewächse und beginnen oft schon im Februar mit der Blüte. Bei windigem Wetter kann man mitunter über einem solchen Wäldchen eine sichtbare Pollenwolke schweben sehen.

Die Schwarzerle wächst bevorzugt an feuchten Standorten, entlang von Bachläufen und auf sumpfigem Gelände. Die Bestimmung dieses Baumes fällt anhand der Kätzchen und der verholzten, kugeligen Erlenzapfen im Winter beinahe leichter als im Sommer, wenn eines der wichtigsten Bestimmungskriterien die fehlende Blattspitze ist. Vergleichbare Blütenstände haben im Winter nur ungiftige andere Erlenarten und die Haselnuss.

VERWENDUNG

Gesammelt werden die noch festen Kätzchen, also die männlichen Blütenstände, vor der Blüte. Es empfiehlt sich, sie vor dem Abpflücken einer Geschmacksprobe zu unterziehen, denn es gibt unter den Erlen je nach Standort und Exemplar durchaus Unterschiede. Nur leicht herb und ohne klebrige Umhüllung munden sie am besten.

Aufgrund ihres Gerbstoffgehalts sollen Erlenkätzchen nur in kleinen Mengen verzehrt werden. Im späteren Jahresverlauf können auch die grünen, noch nicht verholzten Früchte zu Gewürzpulver vermahlen werden.

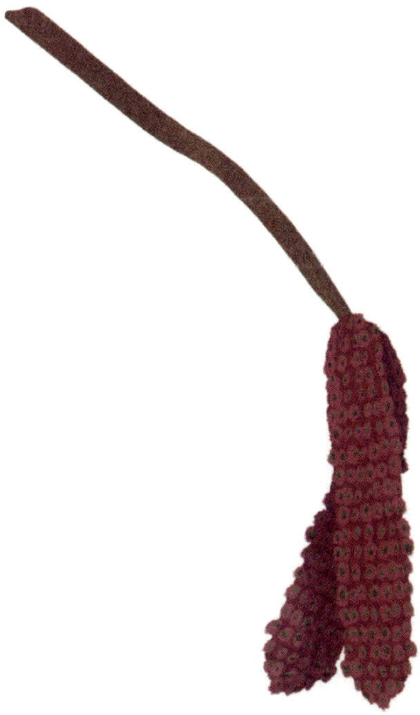

TIPP · TIPP · TIPP ·

Je nach Geschmack können zu dem unten rezeptierten Erlenzucker auch noch andere Wintergewürze in Pulverform hinzugemischt werden. Dafür eignen sich beispielsweise Zimt, Ingwer, Vanille, Gewürznelken, Piment, Sternanis, Kardamom, Pfeffer, Galgant etc.

Ein solcherart auf die persönlichen Vorlieben abgestimmter Gewürzzucker verfeinert unter anderem Bratäpfel und Apfelmehlspeisen im Allgemeinen, aber auch Glühwein und Punsch.

Der außergewöhnliche Duft verleitet dazu, öfter einmal das Glas zu öffnen und daran zu schnuppern.

Erlenzucker

Max. ⅓ frische Erlenkätzchen
⅔ Rohrzucker

Stimmungsaufheller für trübe Tage. Nicht für Erlenpollenallergiker geeignet!

Die Erlenkätzchen im Standmixer oder Mörser gut zerkleinern und mit dem Rohrzucker vermischen.

Picea abies

Fichte

Wirkung	Qualität	Sammelzeit
Entzündungshemmend, schleimlösend, hustenstillend, durchblutungsfördernd	Warm, mütterlich, segnend	Ganzjährig

Sie zählt in der Regel nicht zur Liste der Lieblingsgehölze, viel zu sehr verbinden wir diesen Baum mit tristen Monokulturen und dem Borkenkäfer. Dabei war es der Mensch, der den Baum von den Bergen hinunter in die Täler brachte.

Fichten sind dazu gemacht, in Höhenlagen über 800 Meter Seehöhe den Himmel zu küssen, können sie doch bis zu -60 °C wegstecken und über 600 Jahre alt werden. Ihre Wuchsform leitet auch große Schneemassen nach unten, sodass die Äste der Fichte nur selten unter ihrer winterlichen Last brechen. Ihr vergleichsweise großer Wasserverbrauch macht die Fichte für niederschlagsarme Gebiete ungeeignet. Nach anfänglich gutem Start beginnen die Berggeschöpfe unter solchen Bedingungen nach einigen Jahren zu kränkeln und werden anfällig für Schädlinge.

In Reih und Glied zusammengepfercht in Monokulturen auf lichterstickten, übersäuerten Böden sind Fichten nur noch ein trauriges Schauspiel. Die Schönheit dieses Baumes eröffnet sich meist erst auf den zweiten Blick und nur dort, wo die Fichte sich groß und segnend entfalten darf.

Die Fichte ist heute ein allgegenwärtiger immergrüner Nadelbaum. »Die Fichte sticht, die Tanne nicht«, kann für Laien da eine kleine Eselsbrücke sein. Eine Verwechslung der beiden Bäume hat aber aufgrund der sehr ähnlichen Heilwirkung keine nennenswerten Folgen. Als giftigen Nadelbaum sollte man in unseren Breiten jedoch die Eibe erwähnen: Ihre Nadeln sind, anders als bei der kratzbürstigen Fichte, weich und biegsam.

VERWENDUNG

Im Januar wird vor allem das Harz von gesunden, alten Fichten gesammelt. Es wirkt desinfizierend und entzündungshemmend und ist unter anderem Bestandteil meiner im späteren Jahresverlauf hergestellten Zugsalbe (S. 62). Die vollständig ausgehärteten Harzstücke verströmen beim Räuchern am Stövchen wie auch auf der Kohle einen warmen, kraftvollen Waldduft.

Dieser Waldweihrauch heilt seelische Wunden, reinigt und segnet. Im Januar bietet die Fichte aber nicht nur ihr Harz zum Sammeln an. Nach ausgiebigem Rösten und Zerkleinern sind die Nadeln der Fichte auch im winterlichen Zustand essbar und versorgten so manche

TIPP · TIPP · TIPP ·

Ich ernte Baumharze immer nur mit meinen Händen. Der Baum wird dadurch nicht erneut verletzt und ich kann die Konsistenz gut erspüren.

Bei meinen Waldstreifzügen ist in meiner Tasche stets ein kleines Schraubgläschen mit dabei.

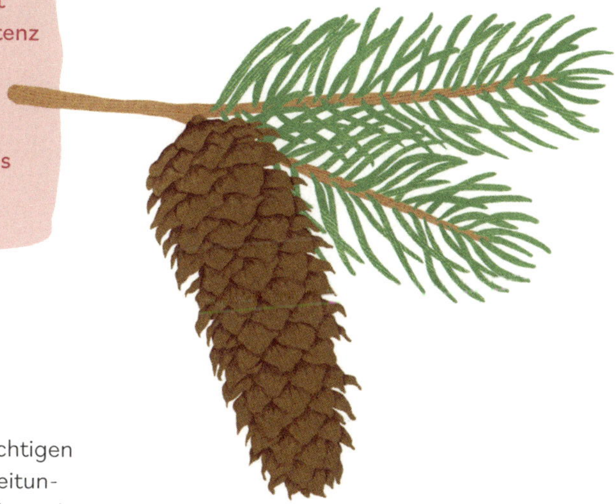

Almbewohner früherer Zeiten mit wichtigen Vitaminen und Mineralstoffen. Zubereitungen der Fichte wirken vor allem Beschwerden entgegen, die durch einen Vitamin-C-Mangel verursacht werden, und können somit bei Infektanfälligkeit, Müdigkeit und Zahnfleischentzündungen positive Kraft entfalten.

Beherzigt man die folgenden Grundregeln beim Verräuchern von Fichtenharz, kann es seine Heilkraft wunderbar duftend entfalten.

- Die Harzstücke sollen sich unter den Fingern immer fest anfühlen und vollständig ausgehärtet sein.
- Das Harz trocknet am besten in der Natur, zum Beispiel direkt am Fichtenbaum oder an einem kühlen, trockenen Ort. Achtung: Das Harz nicht zum Trocknen in ein Glas aufs Fensterbrett stellen. Es reichen bereits Sonnenlichttemperaturen, um es zum Schmelzen zu bringen. Es verbleibt dann als homogene Masse im Glas, die man in der Regel nicht mehr entfernen kann.
- Nicht zu große Stücke auf die Räucherkohle legen. Es kommt ansonsten zu starker Rauchentwicklung und die eigentlich positive Wirkung auf die Atemwege wandelt sich mit starkem Hustenreiz ins Gegenteil. Die Harzstücke vor dem Räuchern zerkleinern und nur kleine Mengen auf Stövchen oder Kohle geben.

Evernia prunastri

Eichenmoos

Wirkung	Qualität	Sammelzeit
Antibiotisch, entzündungshemmend	Wärmend, entspannend, sinnlich	Ganzjährig

Dieser eher verwirrende Name bezeichnet eine Flechte. Der sehr angenehme erdig-warme Duft des Eichenmooses wird gern zur Parfumherstellung verwendet, weshalb es in Südfrankreich in großen Mengen gesammelt wird.

Aufgrund der enthaltenen Harzsäure im ätherischen Öl reagieren aber manche Menschen mit Hautreizungen. Das ist der Grund für eine EU-Verordnung, aufgrund der Moosextrakte im Allgemeinen in einem Parfum mit 0,1 Prozent an der Gesamtmenge reglementiert werden. Der eigentliche Übeltäter ist aber meist das minderwertigere Baummoos (Pseudevernia furfuracea). Es ist etwas kleiner und wächst bevorzugt auf Fichten und Birken.

Das Eichenmoos ist eine häufige, blassgrüne Strauchflechtenart, wächst auf saurer Rinde von Laub- und Nadelbäumen, bevorzugt - dem Namen entsprechend - auf Eichen. Es bildet ca. zehn Zentimeter lange geweihartige Verästelungen und hängt meist büschelweise von einzelnen Zweigen herab.

HEILKRAFT

Die antibiotische Wirkung, die das Eichenmoos aufgrund der Usninsäure mit vielen Flechten gemeinsam hat, kann man sich nutzbar machen. Eichenmoos ist jedoch nur äußerlich, zum Beispiel bei infektiösen Hauterkrankungen oder Schuppenbildung, anzuwenden.

Eichenmoos kann auch am Stövchen verräuchert werden und entwickelt sehr rasch einen durchdringenden Duft, der nicht von allen als angenehm empfunden wird. Vorzugsweise legt man die Flechte eher an den Rand des Räuchergitters und nicht direkt über die Kerzenflamme. Auch nach dem Auslöschen der Wärmequelle bleibt der moosige Duft lange im Raum und schwingt in den beschriebenen Qualitäten nach.

TIPP · TIPP · TIPP ·

Es lohnt sich, nach einem Sturm den Boden unter Eichen abzusuchen. Oft verhilft der Wind zu einer sonst mitunter unerreichbaren Flechtenernte.

TIPP · TIPP · TIPP ·

Um eine allergische Reaktion auszuschließen, das Öl vor Gebrauch am Unterarm testen. Dafür einen Tropfen einmassieren und mehrere Stunden einwirken lassen. Kommt es zu Rötung oder Juckreiz, Eichenmoosöl nicht verwenden.

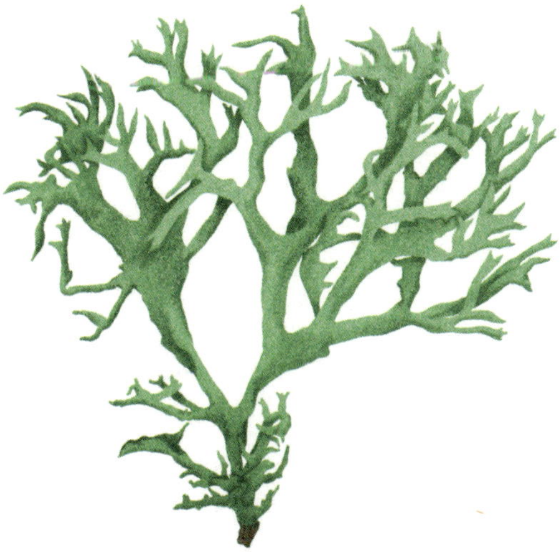

Eichenmoosöl

Bei infektiösen Hauterkrankungen oder Schuppenbildung.

1 Handvoll Eichenmoos
150 ml hochwertiges Olivenöl

Eichenmoos gut säubern, ohne es zu waschen, am besten vorsichtig mit einem weichen Pinsel abbürsten.

Locker in ein kleines Schraubglas geben und mit Olivenöl bis zum Rand auffüllen. Verschließen und 6 Wochen im Halbschatten bei Zimmertemperatur stehen lassen, gelegentlich schütteln.

Danach durch ein feines Sieb abseihen und nach dem Etikettieren kühl und trocken lagern.

Flammulina velutipes

Winterrübling

Wirkung	Qualität	Sammelzeit
Immunstimulierend, antiviral	Neugierig, kindlich, gesellig	Dezember bis Februar

Das Sammlerherz schlägt besonders dann höher, wenn auch im Winter Pilze gefunden werden. Was für gewöhnliche Pilze den Frosttod bedeutet, ist für den Winterrübling, der auch als Samtfußrübling bezeichnet wird, erst der Startschuss. Beim Ernten gibt es, anders als bei Pfifferling und Steinpilz, in der Regel im frostigen Januar kaum Pilzsammelkonkurrenten.

Der Winterrübling ist manchen vielleicht auch als Enoki aus der chinesischen Küche bekannt. Der Pilz passt aber nicht nur in asiatische Gemüse- und Nudelgerichte, sondern schmeckt auch kurz gebraten in Butter, gesalzen und gepfeffert herrlich. Das Pulver des getrockneten Pilzes kann gezielt zur Unterstützung der Gesundheit verwendet werden.

Der Winterrübling wächst überwiegend büschelig, seltener vereinzelt, in erster Linie auf Totholz von Holunder, Weiden, Pappeln und anderen Laubhölzern. Mit etwas Glück findet man den Pilz sogar in Gesellschaft des ebenso schmackhaften Judasohrs.

Dort, wo Biber am Werk waren oder Wind- und Schneebruch Laubbäume entwurzelt hat, lohnt es sich, achtsam seinen Blick schweifen zu lassen: Wenn honiggelbe glänzende Kappen auf einem zur Basis hin dunkler werdenden, ringlosen, samtigen Stiel sitzen, so sind Sie fündig geworden.

Im Januar hat der Pilz in der Regel auch keine giftigen Doppelgänger mehr. Junge, frische Exemplare haben helle Lamellen – ein weiteres wichtiges Bestimmungsmerkmal. Sind sie dunkel verfärbt, sollte vom Ernten abgesehen werden.

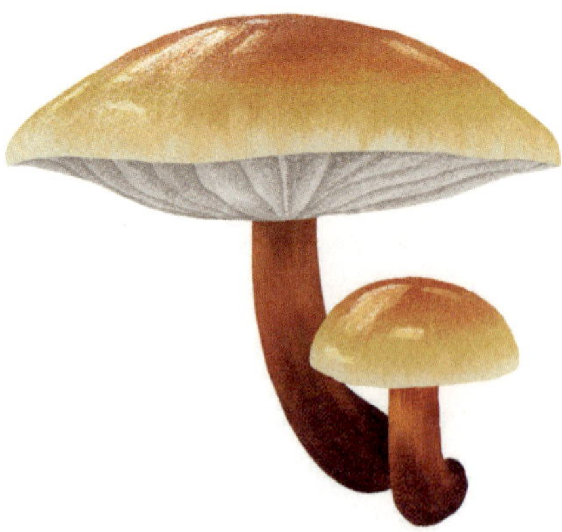

HEILKRAFT

Abgesehen von seinem feinen Aroma konnte man bei dem Pilzchen auch etliche Heilwirkungen feststellen, so dürfte er hemmend auf Tumor- und Metastasenbildung wirken. Studien aus Japan zeigten auf, dass in Regionen, wo der Pilz regelmäßig genossen wird, kaum Krebsfälle auftreten. In weiterer Folge wurde auch eine antivirale Wirkung erforscht, weshalb er besonders in der Winterzeit vor Erkältungskrankheiten schützt.

Die an Vitamin B3 reichen Pilze sollen außerdem eine sanft blutdrucksenkende Wirkung und vor allem einen positiven Einfluss auf Allergien und Autoimmunerkrankungen haben. Der Winterrübling ist ein kleines Winterwunder unserer heimischen Wälder.

Wenn Pilze vom ersten Frost und Schnee überrascht werden, bedeutet das in der Regel ihr oberirdisches Todesurteil. Die Eiskristalle zerstören die Zellen und lassen beim ersten Tauwetter schwarze Pilzmumien zurück.

Nicht so beim Winterrübling. Er besitzt Glykoproteine und spezielle »Frostschutzproteine«, die ihn vor einem derart unrühmlichen Ende bewahren. So kann der kleine Pilz Temperaturen unter dem Gefrierpunkt gut überstehen.

Klettern die Temperaturen wieder in den Plusbereich, wächst der Pilz unbeschadet weiter. Im übrigen fruktifiziert der Winterrübling überhaupt erst ab 0 °C.

Winterrübling mit Ei

Klassischer Pilzgenuss mitten im Winter.

Für 1 Portion
1 TL Butter
1 Handvoll Winterrüblinge
2 Eier
Pilzsalz

Die Pilze reinigen, die Stiele entfernen und die Kappen halbieren.

Die Eier aufschlagen und mit etwas Pilzsalz verquirlen.

Die Winterrüblinge in einer beschichteten Pfanne in Butter dünsten, bis kein Wasser mehr austritt. Die Eier darübergießen und alles gemeinsam unter Rühren fertig braten.

Dieses Pilzrührei schmeckt besonders gut auf getoastetem Brot. Es kann je nach Vorliebe und Verfügbarkeit mit gehackten Garten- oder Wildkräutern bestreut werden (Schnittlauch, Klettenlabkraut …).

Immunstärkende Tinktur

1 Handvoll Winterrüblinge
hochprozentiger Alkohol (mind. 38 % Vol.)
1 kleines Schraubglas

Die Kappen der Winterrüblinge entfernen, diese können wie oben rezeptiert mit Ei verzehrt werden. Die Stiele in das Schraubglas geben, mit Alkohol auffüllen und für ca. 6 Wochen ansetzen.

Jeweils 10 Tropfen der Tinktur 3 x täglich einnehmen.

Auricularia auricula-judae

Judasohr

Wirkung	Qualität	Sammelzeit
Blutverdünnend, immunstärkend, entzündungshemmend	Erdig, vorsichtig, geduldig	Ganzjährig

Dieser kleine Pilz nimmt die winterlichen Temperaturen stoisch hin, hat aber das ganze Jahr über Saison. Die knackige Konsistenz in Wokgerichten macht die enge Verwandtschaft mit dem bekannteren Mu-Err-Pilz offensichtlich.

Bei größeren Pilzfunden kann auch das Judasohr zur Bevorratung getrocknet werden. In diesem Fall lässt man den Pilz vor der Verwendung mindestens 15 Minuten in Wasser, Sojasauce oder einer anderen Flüssigkeit quellen.

Das Judasohr teilt sich den Lebensraum oftmals mit dem Winterrübling und bevorzugt vor allem abgestorbenes oder geschwächtes Holunderholz. Aufgrund seiner ohrmuschelartigen Form und seiner kastanienbraunen Farbe ist er sehr leicht zu bestimmen. Vor allem bei nassfeuchter Witterung quillt er zu seiner vollen Größe auf und kann gut gesammelt werden.

HEILKRAFT

Reich an Mineralstoffen und besonderen Polysacchariden verdient das Judasohr zu Recht die Bezeichnung Vitalpilz. Mit seiner blutgerinnungshemmenden Wirkung soll er der Arteriosklerose vorbeugen, das »schlechte« LDL-Cholesterin senken, immunstärkend und entzündungshemmend wirken. Damit zählt der eher unscheinbare, aber mittlerweile recht gut erforschte Pilz zu den potenten Heilmitteln gegen Herz-Kreislauf-Erkrankungen.

In der Traditionellen Chinesischen Medizin (TCM) wird der Baum, auf dem das Judasohr gewachsen ist, bei seiner heilenden Wirkung mit berücksichtigt und der Pilz für sich allgemein als Stärkungsmittel angesehen. Personen, die blutverdünnende Medikamente einnehmen müssen, sollten auf den Konsum von Judasohren verzichten.

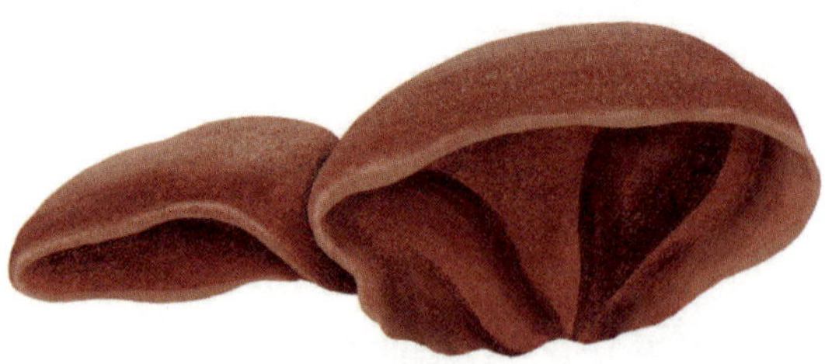

Tee

1 TL getrocknetes Judasohr
250 ml Wasser

Judasohr in Wasser kochen, abseihen. Gesüßt bis zu 2 x täglich trinken.

Gebratene Nudeln mit Winterpilzen und Knuspertofu

Ein Lieblingsrezept, das stets den Reichtum der winterlichen Wälder vor Augen führt.

Für 2–3 Portionen
200 g Tofu
2 EL Öl
Salz
Pfeffer
Sojasauce
Gewürze nach Belieben
1 Packung chinesische Mie-Nudeln
2 Knoblauchzehen
1 Bund Frühlingszwiebeln
5 Karotten
200 g Brokkoli
2 Handvoll Judasohren und Winterrüblinge
Sonnenblumenöl
1 Prise Parasolsalz (S. 93)

Den Tofu in kleine Würfel schneiden und mindestens 30 Minuten in etwas Öl, Salz, Pfeffer, 1 EL Sojasauce und weiteren Gewürzen nach Geschmack marinieren.

Die Nudeln laut Packungsanleitung kochen, abseihen und beiseitestellen.

Knoblauch fein hacken, Frühlingszwiebeln und Karotten in Streifen schneiden, Brokkoli in kleine Röschen teilen.

Judasohren reinigen und verschmutzte Stielansätze abschneiden. Winterrüblinge ebenso reinigen und Stiele entfernen. Pilze grob schneiden.

Etwas Sonnenblumenöl im Wok erhitzen und bei mittlerer Hitze Frühlingszwiebel und kurz den Knoblauch rösten. Gemüse und Pilze zugeben und gut durchgaren, bei Bedarf kleine Mengen Wasser zufügen. Mit Sojasauce und Parasolsalz würzen. Die Nudeln beigeben und alles durchmengen und leicht rösten.

Für die Tofustücke eine kleine Pfanne oder einen Wok mit ausreichend Sonnenblumenöl füllen und bei hoher Hitze den Tofu frittieren, bis die Würfel knusprig geworden sind. Den Tofu aus dem Öl heben und mit den Nudeln anrichten.

Waldluftbaden

Wasser und Wald

Eine der vielen Gesundheitswirkungen des Waldes hat mit dem gehäuften Vorkommen von negativen Ionen zu tun. Negativ meint hier aber keinesfalls schlecht, sondern bezeichnet lediglich die elektrische Ladung. Während das Einatmen positiver Ionen uns eher schwer und niedergeschlagen werden lässt, sind es negative Ionen, die je nach Konzentration ein optimistisches Gefühl bis hin zu Euphorie auslösen können. Im Normalfall sind negative und positive Ionen ausgeglichen. Luftverschmutzung jeglicher Art bindet jedoch die negativen Ionen. In einem schlecht belüfteten Großstadthaus können die Werte bei 25 pro Kubikzentimeter Luft und darunter liegen. In einem Gebirgswald hingegen werden Werte um die 15.000 erreicht. Verantwortlich dafür sind das UV-Licht, kosmische Strahlung, natürliche Radioaktivität im Boden, aber auch Bäume, hier besonders Kiefern, und die Bodenvegetation.

Bewegtes Wasser produziert ebenfalls große Mengen an negativen Ionen, und so konnten an den Krimmler Wasserfällen Werte von 70.000 gemessen werden. So gesehen bilden Wasser und Wald ein wahres Traumpaar. Die positive gesundheitliche Wirkung wurde bisher vor allem bei Asthmaerkrankungen sehr gut erforscht. Es zeigt sich aber auch ein Einfluss auf das vegetative Nervensystem, auf Blutdruck und nervöse Verdauungsbeschwerden.

Beim Überqueren eines Baches lässt sich aus diesem Wissen ein schönes Ritual gestalten. Zunächst bleibt man auf der Brücke stehen, stellt sich in Fließrichtung und atmet bewusst aus und ein. In Gedanken darf man alles Belastende dem Wasser übergeben. Fühlt es sich gut an, wendet man sich dem entgegenkommenden Bach zu und nimmt bewusst atmend Leichtigkeit und Lebenskraft in sich auf.

Corylus avellana

Haselkätzchen

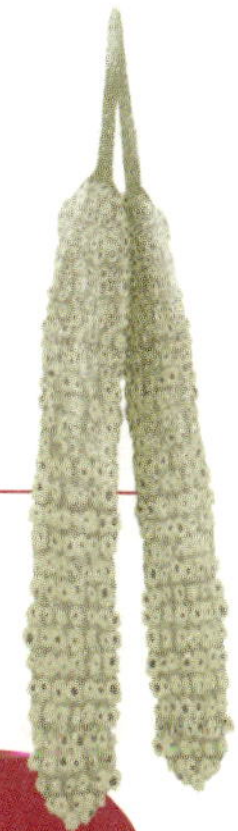

Wirkung	Qualität	Sammelzeit
Schweißtreibend, anregend, zusammenziehend	Fröhlich, sinnlich, freizügig	Januar bis Februar

Steckbrief der Hasel auf Seite 88

VERWENDUNG

Die männlichen Blütenstände der Hasel sind die herabhängenden Kätzchen, die vier bis acht Zentimeter lang werden und in der Februarsonne gelb leuchten. Die unscheinbaren weiblichen Blüten hingegen befinden sich innerhalb einer Knospe und sind nur durch die roten sichtbaren Narben als solche erkennbar und werden deshalb oft übersehen. Die Kätzchen werden vor der Blüte geerntet, noch bevor der gelbe Pollen erkennbar ist. Je nach Region, Lage und Witterung kann die Erntezeit zwischen Jänner und März liegen. Die Kätzchen können zur Bevorratung getrocknet werden.

Ein Tee aus den Haselkätzchen wird in der Volksmedizin zum Fiebersenken angewandt. Die Wirkung des Haseltees ist dabei schweißtreibend und stoffwechselanregend. Deshalb passen Haselkätzchen auch gut in jede Grippeteemischung. Die Kätzchen sollen aber auch aphrodisierend wirken und können vermahlen etwas Pepp in ein Candle-Light-Dinner bringen oder für einen sinnlichen Likör in Alkohol angesetzt werden.

SAMMELTIPP

Haselkätzchen nur dort ernten, wo Fülle herrscht. Viele Insekten, insbesondere die Honigbienen, sind auf die frühen und pollenreichen Blüten angewiesen. Achtung bei bekannter Allergie!

Tee

1 EL Haselkätzchen
250 ml Wasser

Haselkätzchen mit heißem Wasser übergießen, 15 Minuten ziehen lassen und abseihen. Es können 3 Tassen täglich getrunken werden. Haselkätzchen harmonieren im Tee auch gut mit Holunder- und Lindenblüten. Bei Erkältungen sollte man sich nach dem Genuss warm einhüllen, um die schweißtreibende Wirkung zu unterstützen.

Blüten können zwittrig, also männlich und weiblich gleichzeitig sein, wie bei Traubenkirsche und Holunder. Andere sind einhäusig, getrenntgeschlechtlich angelegt, wie die Hasel oder die Erle, die am selben Strauch getrennt voneinander weibliche und männliche Blüten aufweisen. Es gibt auch zweihäusige Arten: In diesem Fall könnte man von Baumfrauen und -männern sprechen, wie sie bei der Salweide oder dem Wacholder vorkommen.

Die herabhängenden Kätzchen der Hasel sind während der Blüte anhand des gelben Pollens deutlich als männlich erkennbar. Die weiblichen Blüten sind im Pflanzenreich meist unscheinbarer und besitzen eine Narbe.

Cardamine amara

Falsche Brunnenkresse

Wirkung	Qualität	Sammelzeit
Stoffwechselanregend, verdauungsfördernd, harntreibend, entzündungshemmend	Kühl, ehrgeizig, erfrischend	Dezember bis Mai

VERWENDUNG

Die Falsche Brunnenkresse oder auch »Bitteres Schaumkraut« ist der Echten Brunnenkresse (Nasturtium officinale) in Geschmack und Inhaltsstoffen sehr ähnlich, jedoch viel häufiger anzutreffen als die immer seltener werdende Echte Brunnenkresse.

Landläufig wird zwischen den beiden Arten meist kein Unterschied gemacht. Im kalkarmen Mühlviertel ist es in der Regel aber immer die Falsche Brunnenkresse, die vor allem für kulinarische Zwecke gesammelt wird.

Die Brunnenkresse wächst entlang und teilweise sogar in Bächen. Sie toleriert auch Schatten gut, hat jedoch hohe Ansprüche an eine gute Wasserqualität. Ihre Blätter sind unpaarig gefiedert, vor der Blüte noch klassisch rund geformt und auch im Winter grün. Der Stängel, an dem bis zu acht gestielte Blätter sitzen, ist mit Mark gefüllt.

Das Bittere Schaumkraut blüht bereits sehr früh im Mai, wohingegen die Echte Brunnenkresse auf ihren hohlen Stängeln oft erst im Juni ihre Blüten öffnet. Beide Arten säumen dann in weißer Blütenpracht den Bachverlauf. Im Aussehen ähneln beide ihrer dritten Schwester, dem Wiesenschaumkraut (Cardamine pratensis), das jedoch bevorzugt auf nährstoffreichen, feuchten Wiesen wächst.

Verwechslungsgefahr besteht mit weiteren, in der Regel ungiftigen Vertretern aus der Familie der Kreuzblütler. Beim Sammeln empfiehlt sich im Allgemeinen immer ein gutes Bestimmungsbuch, vorzugsweise mit Zeichnungen und Fotografien, oder eine fachkundige Person.

VERWENDUNG

Bereits im Winter können an eisfreien Bachläufen die frischen Blätter der Falschen Brunnenkresse geerntet werden. Das Sammeln von frischen Trieben und makellosen Blättern ist bis zur Blüte im Mai möglich, danach werden die Blätter zunehmend scharf und bitter. Im Winter schmecken sie ähnlich wie Gartenkresse und können ebenso wie diese die Küche vielfältig bereichern.

Zum Trocknen, Kochen oder Einfrieren ist das Kraut ungeeignet. Sehr reich an Vitaminen (A, C, D, E), Mineralstoffen (Jod, Kalium, Eisen, Phosphor), Bitterstoffen und Senfölen ist

Brunnenkresse ein gesunder Genuss auf Butterbrot, zu Kartoffeln oder in Salaten. Zudem kann die Falsche Brunnenkresse Menstruationsstörungen entgegenwirken und durch ihre ausleitende Eigenschaft auch das Hautbild verbessern.

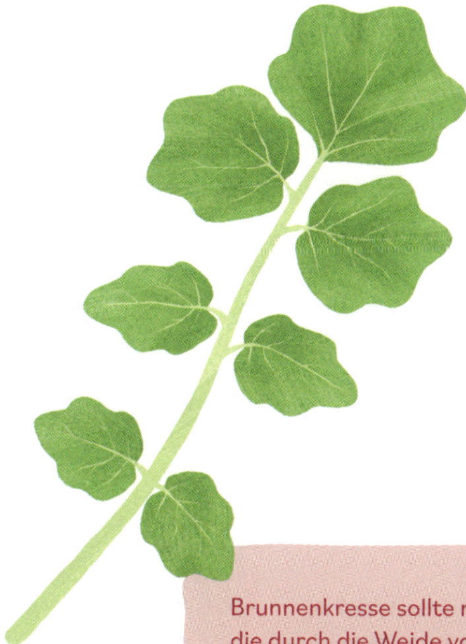

TIPP · TIPP · TIPP ·

Brunnenkresse sollte niemals von Bächen, die durch die Weide von Wiederkäuern geflossen sind, gesammelt werden. Es besteht die Gefahr, sich mit einem Leberegel zu infizieren. Allgemein wasche ich Brunnenkresse immer sehr gründlich und bevorzuge Exemplare, die außerhalb des Wassers wachsen. Es ist auch gut möglich, Brunnenkresse im eigenen Garten an einem schattigen, feuchten Platz anzusiedeln.

Brunnenkressetinktur

Steigert die Abwehrkräfte.

1 kleine Handvoll frische Brunnenkresse
ca. 70 ml Kornschnaps (mind. 40 % Vol.)

Ein kleines Schraubglas mit Brunnenkresse füllen und mit Kornschnaps aufgießen. Gut verschlossen an einem halbschattigen Ort für ca. 6 Wochen ausziehen lassen und gelegentlich schütteln. Nach dem Abseihen durch einen Kaffeefilter in einem Pipettenfläschchen etikettiert und lichtgeschützt lagern. Zur Immunstärkung oder bei Menstruationsstörungen können 3 x 9 Tropfen am Tag eingenommen werden.

Cardamine amara

Buche

Wirkung	Qualität	Sammelzeit
Entzündungshemmend, zusammenziehend, desinfizierend	Mütterlich, kühlend, beruhigend, klärend	Februar bis März

Würde der Wald wachsen dürfen, wie er wollte, gäbe es zum Großteil nur noch Tannen und Buchen in unseren Breiten. Mit ihrer Ausdauer und ihrer Fähigkeit, im Schatten anderer Bäume aufwachsen zu können, haben sie eindeutig die Nase vorn.

Große Mutterbuchen, die Elefanten des Waldes, bilden eine lichtabschirmende Krone, verhindern so die unliebsame Konkurrenz am Boden, versorgen jedoch über das Wurzelgeflecht ihre Kinder mit den nötigen Nährstoffen. Zumindest tun sie das dort, wo sie sich natürlich ausbreiten dürfen und nicht umgepflanzt wurden. Eine derart liebevoll versorgt und langsam aufgewachsene Buche kann über 300 Jahre alt werden.

Rotbuchen sind häufig sowohl in Parkanlagen als auch in unseren Wäldern anzutreffen. Der glatte, graue Stamm und der hochstrebende Wuchs sind ein wichtiges Bestimmungskriterium. Die wechselständigen Knospen sind langgezogen und von braunen, starren Hüllblättern geschützt. Am Fuße von Buchen findet sich im ausklingenden Winter auch immer noch genug Falllaub und die eine oder andere Buchecker. Die eiförmigen Blätter verrotten nur langsam und rascheln beim Waldbesuch unter den Füßen.

VERWENDUNG

Die Buchenknospen sind im Februar noch dünn und langgezogen und bestehen fast nur aus Hüllblättern, während das Innere noch mild ist, eher mehlig schmeckt und noch nichts vom späteren säuerlichen Aroma hat. Knospen gelten im Allgemeinen als sehr eiweiß- und mineralstoffreich und stecken voller Lebenskraft. In der Gemmotherapie, also in jenem Zweig der Phytotherapie, der sich mit Knospen und jungen Trieben von Bäumen und Sträuchern befasst, werden Rotbuchenknospen als ausleitend beschrieben, sollen bei Nierenproblemen, Stoffwechselstörungen und Übergewicht unterstützend wirken.

Die Asche von reinem Buchenholz ergibt nach dem Auslaugen in Wasser (aufkochen oder über Nacht stehen lassen) abfiltriert eine alkalische Lauge, die zum Beispiel zum Wäschewaschen verwendbar ist.

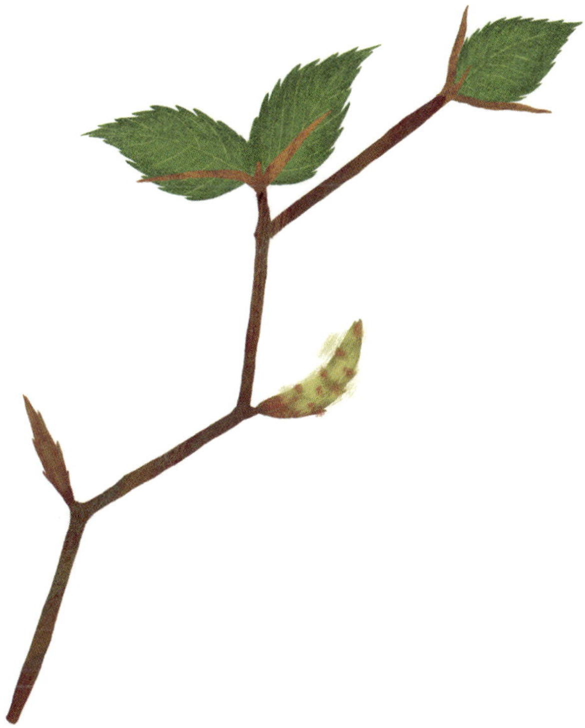

TIPP · TIPP · TIPP ·

Zur Herstellung von Buchenasche benötigt man einen Kachelofen oder eine Lagerfeuerstelle, die von alter Asche gereinigt worden ist. Getrocknete Buchenzweige und aufgespaltene Buchenscheite werden möglichst ohne Anzündhilfe zum Brennen gebracht. Beim Kachelofen bedarf es eines mehrfachen Befeuerns mit Buchenholz, um ausreichend Asche herzustellen. Mit einem groben Sieb entfernt man die unbrauchbaren Kohlestücke, dann lagert man die Asche kühl und trocken.

Bei der Zubereitung von Laugenbrezeln kann mit einer selbst hergestellten Buchenaschenlauge eine bessere Bräunung und ein satteres Aroma erzielt werden als mit dem üblichen Natron.

Wird die Lauge eingekocht, entsteht ein weißes, geruchloses Pulver, das als Pottasche oder Kalisalz bekannt ist und neben anderen mineralischen Bestandteilen viel Kaliumcarbonat enthält, das zum Beispiel als Backtriebmittel bei Lebkuchen Verwendung findet oder zur Seifenherstellung dienen kann. Die salzig schmeckende Asche wird nur äußerlich angewendet, kann aber im Notfall auch gegen Durchfall eingenommen werden. Die Lauge macht auf der Haut übrigens ein sehr weiches, angenehmes Gefühl und kann für basische Waschungen oder (Teil-) Bäder verwendet werden.

SAMMELTIPP
Die Knospen werden stets in Fingerhutmenge gesammelt und die Endknospen werden nie geerntet. Bäume im Winter zu bestimmen, braucht etwas Übung und bei den ersten Streifzügen ist es hilfreich, eine kompetente Person oder ein gutes Fachbuch an der Seite zu haben. Vorzugsweise beginnt man bereits im Sommer, einzelne Bäume zu unterscheiden und sich die Standorte zu merken.

Holzaschen-Zahnputzpulver

Reinigt effektiv, desinfiziert und kräftigt das Zahnfleisch.

1 TL Buchenholzasche
1 TL Salbeipulver
1 Msp. Nelkenwurzpulver
wenige Tropfen Wasser oder Olivenöl

Asche, Salbei- und Nelkenwurzpulver mit Wasser oder Öl vermischen und auf die Zahnbürste oder den Zeigefinger auftragen.

TIPP · TIPP · TIPP ·

Das Zahnreinigungspulver schmeckt salzig und färbt die Zähne während des Putzens dunkelgrau. Aufgrund der relativ starken Abriebwirkung sollte man es nur gelegentlich oder einmal wöchentlich für eine effektive Reinigung anwenden. Es kann aber bei Outdoorunternehmungen eine gute ökologische Alternative sein.

Diese Art der Zahnhygiene eignet sich vor allem vor dem Schlafengehen, wenn nichts mehr gegessen wird. Vor allem zahnverfärbende und Fruchtsäure enthaltende Lebensmittel sollten nach der Anwendung vermieden werden.

Selten kann es durch Buchenholzasche auch zu einer Schleimhautreizung kommen. Die erste Anwendung sollte deshalb eher kleinräumig ausprobiert werden.

Langsam wird auch bei uns die Heilkraft der Knospen unter dem Begriff »Gemmotherapie« bekannt. Vor allem nach zehrenden Infekten oder der Einnahme von Antibiotika sollen Knospen helfen, den Körper zu entgiften und das Immunsystem zu unterstützen.

Weitere Anwendungsmöglichkeiten von Baumknospen in der klassischen Gemmotherapie:

- Birke (Seite 34): ausleitend, entgiftend, entzündungshemmend
- Brombeere (Seite 78): bei Arthrose, Bluthochdruck und Rheuma
- Eiche (Seite 96): stimulierend, anregend, verzögert den Alterungsprozess
- Hasel (Seite 88): bei Erkrankungen der Lunge, leberstärkend
- Hundsrose (Seite 114): bei Kopfschmerzen, immunstimulierend, entzündungshemmend
- Mistel (Seite 126): bei Beschwerden in den Wechseljahren, Stoffwechselstörungen, Epilepsie
- Schwarzerle (Seite 132): bei entzündlichen Atemwegserkrankungen und Verdauungsproblemen, verbessert die Durchblutung des Gehirns
- Silberlinde (Seite 49, Linde): bei Schlaflosigkeit und Nervosität, beruhigend
- Wacholder (Seite 110): ausleitend, unterstützend für Leber und Niere
- Weißtanne (Seite 124, Tanne): für Knochen und Zähne

Gemmoextrakt aus Buchenknospen

Stoffwechselanregende Knospenkraft.

1 Teil Buchenknospen
3 Teile Wasser
3 Teile Glyzerin
3 Teile Alkohol (40 % Vol.)

Buchenknospen mit einem Keramikmesser klein schneiden.

Wasser, Glyzerin und Alkohol miteinander vermischen und gemeinsam mit dem Pflanzenmaterial in ein kleines Ansatzgefäß füllen. Diese Mischung unter gelegentlichem Aufschütteln 3 Wochen an einem halbschattigen Ort ausziehen lassen.

Nach dem Abfiltrieren das Extrakt in dunklen Zerstäuberflaschen kühl und dunkel lagern.

Bei Beschwerden reichen 3–4 Sprühstöße in den Mund, um die Schleimhäute zu benetzen. Man kann auch 10–30 Tropfen in ein Wasserglas gerührt zu sich nehmen.

Galium aparine

Klettenlabkraut

Wirkung	Qualität	Sammelzeit
Stoffwechselanregend, ausleitend, antibakteriell	Unbekümmert, schalkhaft, keck	Ganzjährig

Das Klettenlabkraut ist der anpassungsfähige Vertreter unter den Labkräutern, der im Wald gedeiht, und im Gegensatz zu Echtem und Wiesenlabkraut leider meist als Unkraut angesehen wird. Neueste Forschungen haben aber ergeben, dass gerade diese oftmals als lästig empfundenen Kräuter als Schlüssel gegen Zivilisationskrankheiten wirken im Sinne von »du brauchst, was bei dir wächst«.

Das Klettenlabkraut begegnet uns im Wald meist an Plätzen, wo der Mensch tätig war, also an Holzlagerplätzen oder Grünschnittdeponien, besiedelt aber auch Hecken und Waldränder. Als Pionierpflanze wächst es auch an Plätzen rund um Haus und Hof, würde aber auch gern unsere Gärten fröhlich überwuchern. An seinem oftmals am Boden kriechenden, vierkantigen Stängel sitzen lanzettliche Blätter in Quirlen. Bei Berührung sind sie deutlich rau und unterscheiden sich dadurch vom Waldmeister oder Wiesenlabkraut. Mit giftigen Pflanzen besteht keine Verwechslungsgefahr.

Nach einer unscheinbaren Blüte im Sommer entwickeln sich kleine runde Früchte, die wahrscheinlich schon alle einmal mit oder ohne den ebenso anhaftenden Ranken von der Kleidung gepflückt haben.

VERWENDUNG

Die frischen Triebe des Klettenlabkrauts können bei schneefreier Witterung beinahe das ganze Jahr über gesammelt werden und bieten ähnlich wie die Nelkenwurz eine gute Quelle für Vitamine und Mineralstoffe, wenn sonst wenig im Wald grünt.

Praktischerweise wächst das Klettenlabkraut rasant und bildet in der Regel größere Bestände aus. Die Triebspitzen schmecken unerwartet mild und eignen sich vor allem gekocht wie auch roh und fein gehackt als raffinierte Ergänzung für eine frische Winterküche.

Das Klettenlabkraut wirkt auf den gesamten Organismus anregend sowie ausleitend, kann mit dieser Eigenschaft das Hautbild verbessern und unter Umständen auch beim Abnehmen unterstützen. Das Kraut kann als Tee, aber auch als Frischsaft kurmäßig vor allem zum intensiven Ankurbeln des Immunsystems getrunken werden.

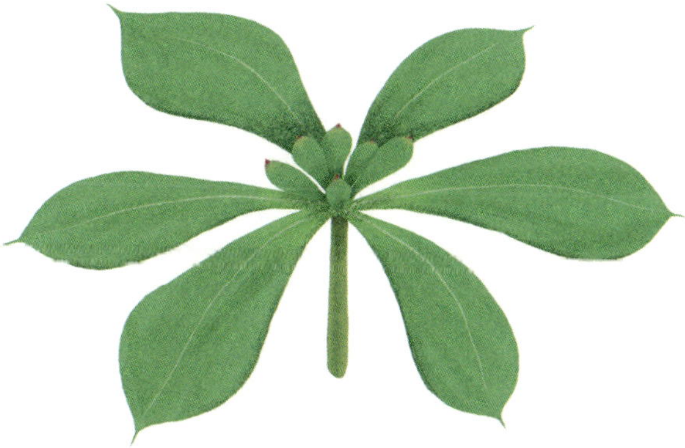

Dem Klettenlabkraut wird ähnlich wie der Kastanie eine strahlenabwehrende Wirkung nachgesagt. So kann das getrocknete Kraut unters Bett gelegt mitunter für einen besseren Schlaf sorgen. Wenn ich Schlafplätze mute und das Bett im Bedarfsfall nicht verrückt werden kann, frage ich mittels Pendel oder Rute nach alternativen Möglichkeiten. Klettenlabkraut kann eine davon sein.

Als Strahlung bezeichnet man in diesem Kontext Erdstrahlung, die an gewissen Punkten durch energetische Kreuzungspunkte, Wasseradern und Verwerfungen auftreten kann. Zur Strahlung zählt aber auch der zunehmende Elektrosmog, der durch Mobiltelefonie und WLAN erzeugt und durch Metallgegenstände im Schlafzimmer noch verstärkt wird, was sich negativ auf unsere Körperfunktionen auswirkt.

Tee

2 TL frisches Klettenlabkraut
250 ml Wasser

Klettenlabkraut mit heißem Wasser übergießen, 10 Minuten ziehen lassen und abseihen. Es können mehrere Tassen am Tag getrunken werden.

Geum urbanum

Nelkenwurzblätter

Wirkung	Qualität	Sammelzeit
Stoffwechselanregend, ausleitend	Ausdauernd, freundlich, offen	Ganzjährig

VERWENDUNG

Die Blätter der Nelkenwurz sind meist das ganze Jahr über grün und können in einer eher mageren Nährstoffzeit bereichernd wirken. Vitamine, Mineralstoffe, Proteine und Ballaststoffe regen den Stoffwechsel an und haben eine ausleitende, belebende Wirkung.

Die Blätter fühlen sich leicht rau im Mund an. Sie haben wenig Eigengeschmack, hinterlassen aber ein ganz leichtes und angenehmes Nelkenaroma auf der Zunge. Eine besondere Ergänzung der winterlichen (Rohkost-)Küche.

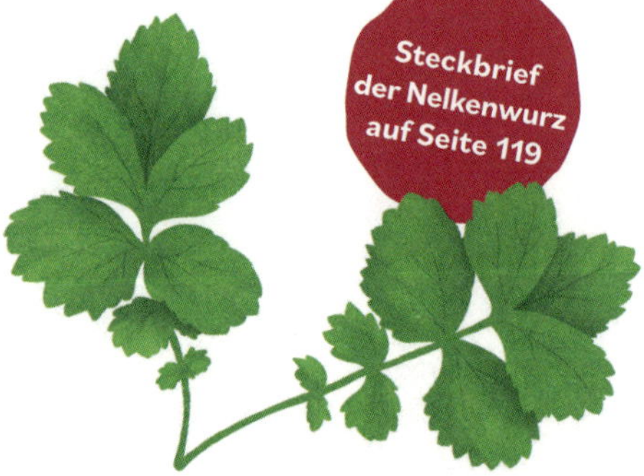

Steckbrief der Nelkenwurz auf Seite 119

Grüner Smoothie

Mit einer basischen Leckerei die Körperfunktionen ankurbeln.

Für 1–2 Portionen
1 Handvoll Nelkenwurzblätter
1 reife Banane
5 EL Brombeeren vom Vorjahr, tiefgekühlt
1 TL Honig
100–200 ml Wasser

Kräuter waschen, klein schneiden und mit den restlichen Zutaten in einen Standmixer geben. Ca. 10–15 Minuten mixen, bis alles fein püriert ist. Die gewünschte Konsistenz mit der Zugabe von Wasser regulieren. Der Smoothie sollte sämig sein und sich im Mund nicht mehr rau anfühlen. Smoothies sind sehr variabel: Kräuter und Obst können je nach Geschmack zusammengestellt werden.

Waldluftbaden

Gemeinschaft

So wundervoll die Stille und Ruhe eines Waldes sein kann, manchmal braucht es auch Gleichgesinnte, um außergewöhnliche Erlebnisse, Wahrnehmungen an Orten der Kraft oder tiefe Erkenntnisse austauschen zu können. Den Wald gelegentlich auch gemeinschaftlich zu durchstreifen hat viele Vorteile. Zum einen hat man, unabhängig von der Tagesstimmung und der Witterung, einen triftigen Grund, die Couch zu verlassen und den Wald aufzusuchen. Zum anderen kann das Wissen einer kleinen Gruppe untereinander äußerst befruchtend wirken. Über Pflanzen und ihre Verwendung fachsimpeln, sich gegenseitig Entspannungs- und Atemübungen im Wald zeigen, Lieder singen und tanzen, Wahrnehmungen vergleichen, bewusst auch gemeinsam als Gruppe die Stille suchen. Ein regelmäßiges Treffen kann den eigenen Horizont erweitern und zu tiefer Verbundenheit führen – nicht nur der Natur gegenüber.

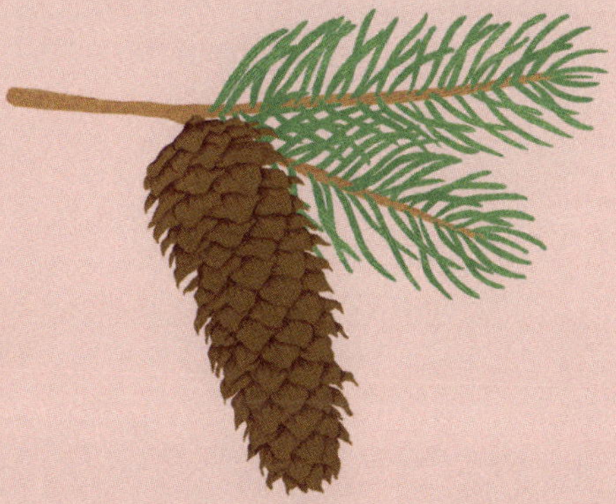

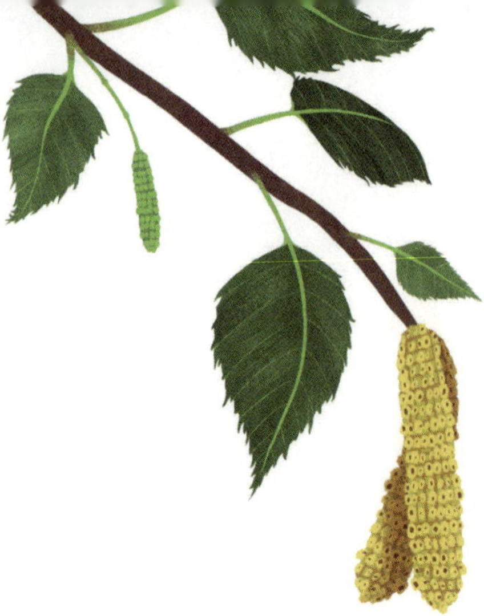

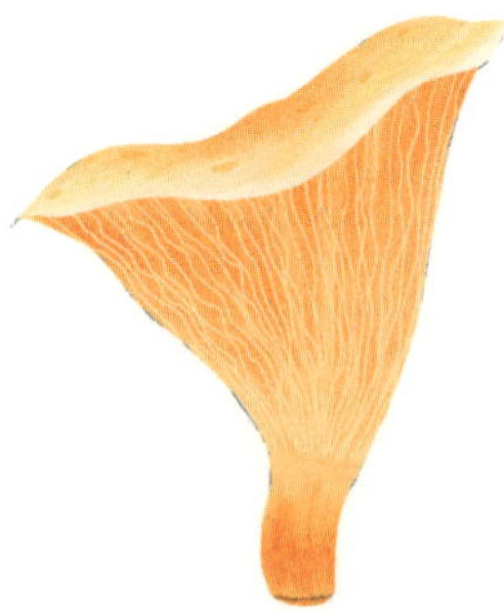

REZEPTUREN FÜR HEILMITTEL

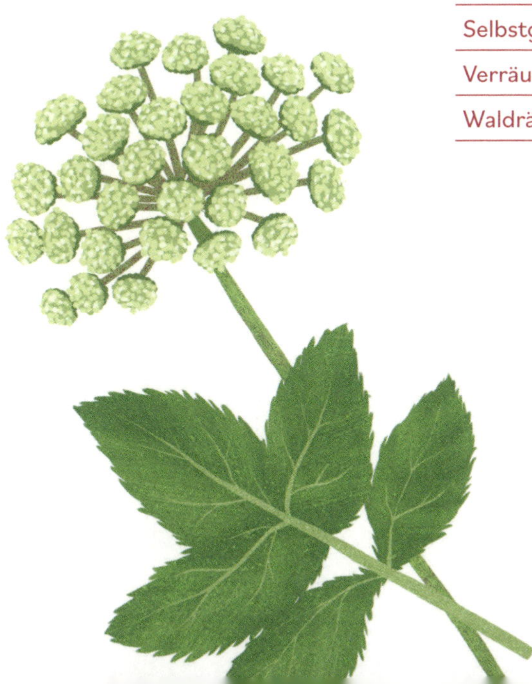

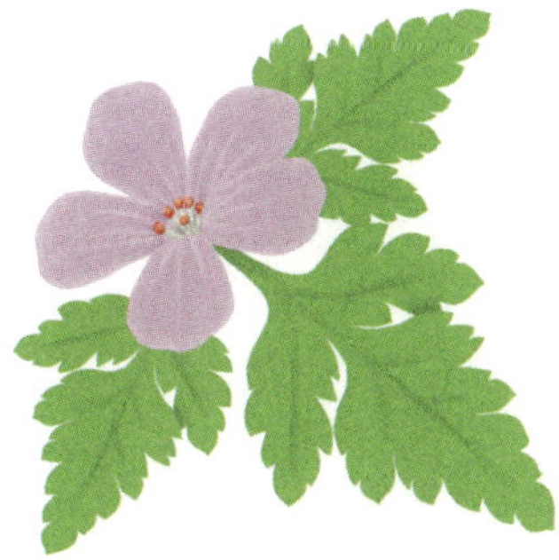

BAD

RÄUCHERN

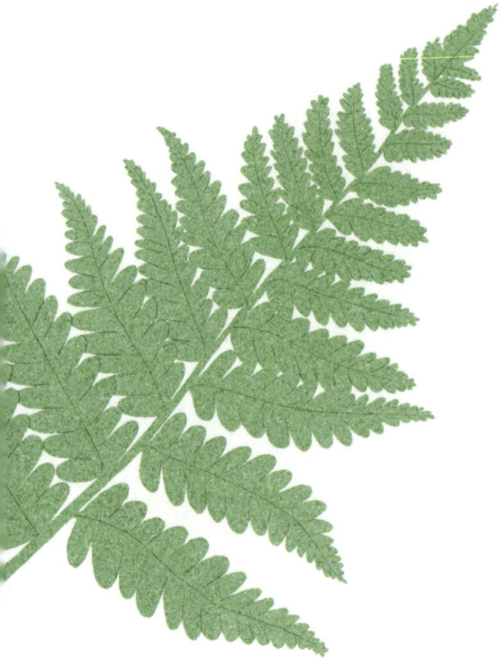

WALDLUFTBADEN

ANWENDUNGEN

LIKÖR UND SCHNAPS

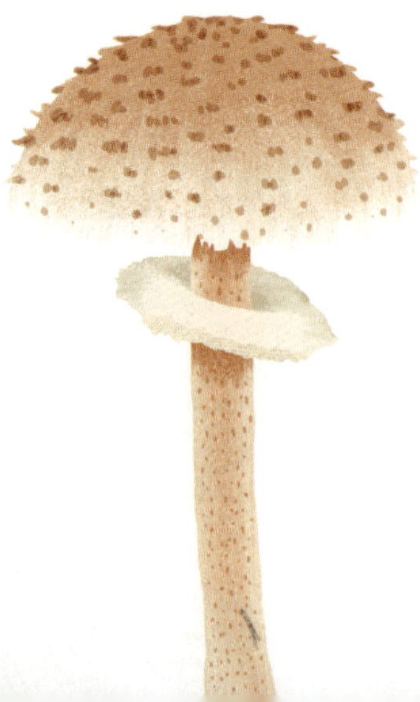

KULINARISCHES

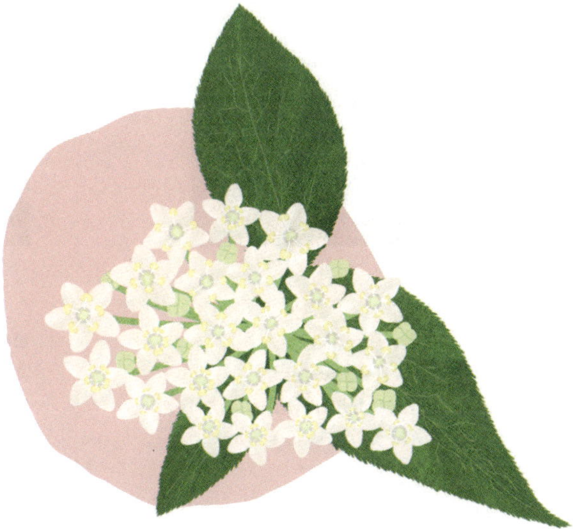

Über die Autorin

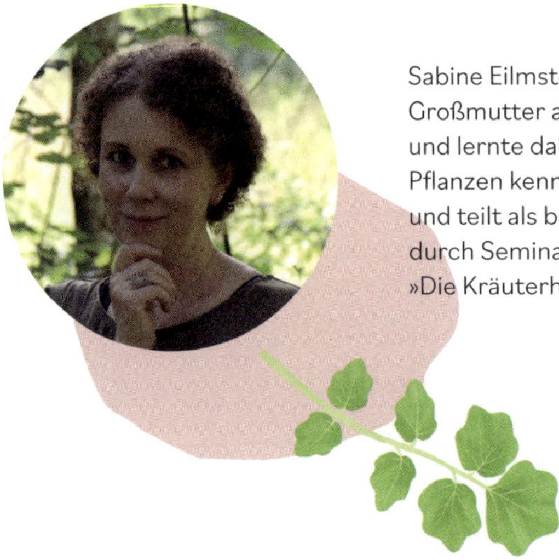

Sabine Eilmsteiner durfte schon früh ihre Großmutter auf ihren Naturstreifzügen begleiten und lernte dabei die verborgenen Kräfte von Pflanzen kennen. Heute lebt sie im Mühlviertel und teilt als bewährte Natur- und Landschaftsvermittlerin durch Seminare, Erlebnistouren sowie ihren Podcast »Die Kräuterhexe« ihr Wissen mit anderen.

Empfehlungen aus dem Verlag

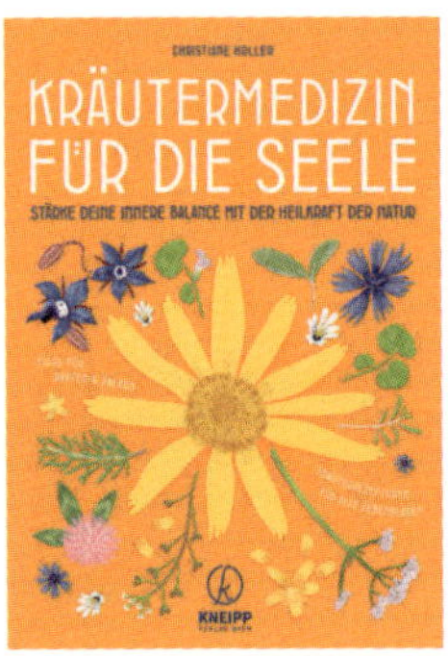

Kräutermedizin für die Seele, Christiane Holler
Kneipp Verlag Wien
Broschur
Format: 16.8 x 24.0 cm
Seiten: 128
ISBN: 978-3-7088-0864-2
Erscheinungstermin: 2025-03-17

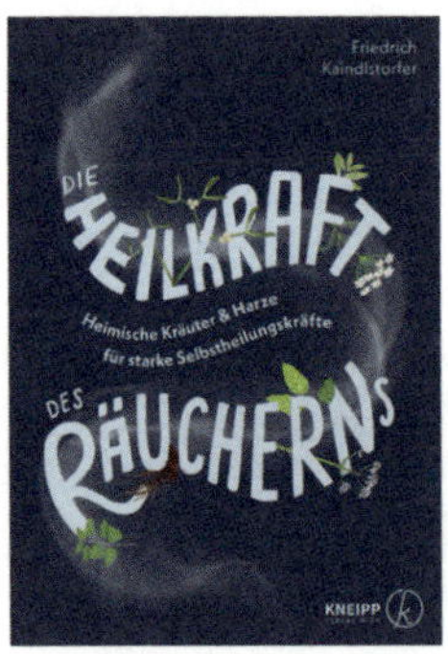

Die Heilkraft des Räucherns, Friedrich Kaindlstorfer
Kneipp Verlag Wien
Broschur
Format: 16.8 x 24.0 cm
Seiten: 128
ISBN: 978-3-7088-0855-0
Erscheinungstermin: 2024-10-14

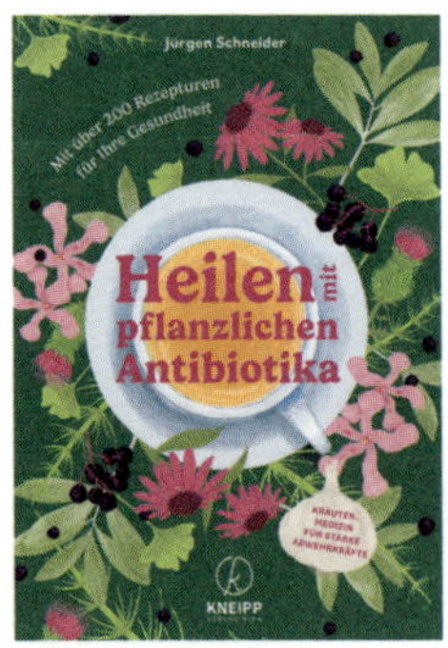

Heilen mit pflanzlichen Antibiotika, Jürgen Schneider
Kneipp Verlag Wien
Franz. Broschur
Format: 16.5 x 23.5 cm
Seiten: 144
ISBN: 978-3-7088-0834-5
Erscheinungstermin: 2023-07-06

Literaturverzeichnis und Leseempfehlungen

ARVAY, CLEMENS G.:
Der Biophilia-Effekt. Heilung aus dem Wald, Ullstein-Taschenbuch, 2016

FISCHER-RIZZI, SUSANNE:
Wilde Küche. Das große Buch vom Kochen am offenen Feuer, AT Verlag, 2010

GRIEBL, NORBERT:
Die heiligen Pflanzen unserer Ahnen, Volksmedizin · Pflanzenzauber · Praktische Anwendung, Leopold Stocker Verlag, 2012

GUTHMANN, JÜRGEN:
Heilende Pilze – Die wichtigsten Arten der Welt im Porträt, Quelle & Meyer Verlag, 2017

HIRSCH, SIEGRID UND GRÜNBERGER, FELIX:
Die Kräuter in meinem Garten, Freya Verlag, 2005

LÄNDLICHES FORTBILDUNGSINSTITUT DER LANDWIRTSCHAFTSKAMMER OBERÖSTERREICH (HG.):
Wildkräuterküche (Frühling/Sommer/Herbst), Eigenverlag, 2012

MACHATSCHEK, MICHAEL:
Nahrhafte Landschaft, Böhlau Verlag, 2007

NATUR & LAND:
Die geheimnisvolle Welt der Pilze, Zeitschrift des Naturschutzbundes, Heft 2-2017

NEDOMA, GABRIELA:
Knospen und die lebendigen Kräfte der Bäume, Freya Verlag, 2014

OBERMAIR, MARIANNE UND SCHNEIDER, ROMANA:
Obst haltbar machen. Einkochen, einlegen, trocknen usw., Leopold Stocker Verlag, 1998

SCHNEIDER, JÜRGEN:
Heilen mit pflanzlichen Antibiotika, Kneipp Verlag, 2023

STRASSMANN, RENATO:
Baumheilkunde, Heilkraft, Mythos und Magie der Bäume, Freya Verlag, 2015

STRAUSS, DR. MARKUS:
Die Wald Apotheke, Bäume, Sträucher und Wildkräuter, die nähren und heilen, Knaur Verlag, 2017

WOHLLEBEN, PETER:
Das geheime Leben der Bäume, Ludwig Verlag, 2015

https://www.bmluk.gv.at/themen/wald/wald-freizeit/verhalten_wald.html
Stand per 02.05.2025

www.pilzkurse.com/blog/heilpilze
Stand per 02.05.2025

www.kostbarenatur.net
Stand per 02.05.2025

www.phytodoc.de
Stand per 02.05.2025

BESTIMMUNGS-APPS KÖNNEN GUTE UNTERSTÜTZUNG SEIN:
Flora Incognita
ObsIdentify
PlantNet
Picture Mushroom ...

KONTAKT
www.machandelbaum.com

Liebe Leserin, lieber Leser!

Haben Sie Lust auf einen Spaziergang durch den Wald bekommen?
Oder vielleicht schon unterwegs eine der Heilpflanzen entdeckt und etwas Neues ausprobiert?
Dann schreiben Sie uns doch gerne auf Facebook oder Instagram und erzählen Sie Ihrem Freundeskreis und Ihrer Buchhändlerin davon. Natürlich freuen wir uns auch, wenn Sie beim Onlinekauf eine nette Bewertung hinterlassen. Wollen Sie noch mehr erfahren?
Oder mit der Autorin in Kontakt treten?
Dann können Sie uns gerne unter **post@styriabooks.at** schreiben.

Inspiration, Geschenkideen und gute Geschichten
finden Sie auf **www.styriabooks.at**

/StyriaBuchverlage
#HeilkraftderNatur #KneippVerlagWien

STYRIA
BUCHVERLAGE

in der Verlagsgruppe Styria GmbH & Co KG
Lobkowitzplatz 1, 1010 Wien, Austria
E-Mail: office@styriabooks.at

ISBN 978-3-7088-0880-2

Bücher aus der Verlagsgruppe Styria gibt es in
jeder Buchhandlung und im Onlineshop
www.styriabooks.at

Projektleitung: Amelia Bodner
Lektorat: Else Rieger
Buch- und Covergestaltung: Simone Jauk
Illustrationen: Irish Galizdo

Druck und Bindung: Florjancic Tisk d.o.o., Maribor
7 6 5 4 3 2 1
Printed in the EU